健やかに
老いるための

時間老年学

大塚邦明

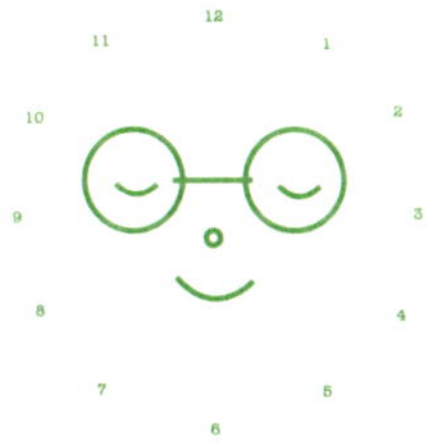

ミシマ社

はじめに

本書は、二〇〇七年一二月に出版した『病気にならないための時間医学～〈生体時計の神秘〉を科学する』（ミシマ社）の続編にあたります。その後の約一〇年の間に、時間医学は飛躍的に進歩しました。時間とは何か、人とは何か、生体リズムとこころとはどのような関係にあるのかなどについて、新しい視点から、回答することができるようになりました。そこで本書では、ミネソタ大学のハルバーグ教授に教わりつつ、ともに開拓してきた、**「時間老年学」**という新しい医学を紹介したいと思います。**「老いとは何か」**を主題として、医師としてその正体を探っていきたいと思います。

偶然としか言いようのない確率で地上に生を享《う》け、一〇〇年足らずで消えていくことについて、哲学者キケロは「人は死して星になる。死とはなんとすばらしいことか」といいました。死に秘められた自然の意思を見つめ、人の魂は永遠であると説き、プラトンとピタゴラスの会話を引き合いにこう教えています。

――地球をとりまく宇宙の中では、地球はほんの針の点ほどの大きさにすぎない。人間は、土、湿り気、火、空気という四つの要素でつくられていて、魂はその中の熱い空気である。空気は軽いから、死んでからだから離れると宇宙に向かってまっすぐに昇天していく。流れ星がそれで、死して星となり、天上から大地を眺めることができるとはなんとすばらしいことか。

この生命観は、西田幾多郎《にしだきたろう》が『善の研究』で唱えた、神＝大自然という考えにも通じるところがあります。

大自然こそ生命に宿る生体時計の故郷であり、生命と生態系・地球・宇宙との間には深い相互連関がある。その認識なくして、加齢と老化を語ることはできない。これが時間老年学の基本的な考え方です。

私は医師として、「生命とは何か？　死とは何か？」を追い求めてきました。医学部を卒業して以来、病に悩み、病気とともに過ごし、老いていく人々の姿をつぶさに眺めてきました。その数は四〇年間で六〇万人を超えます。

内科という診療科は、患者さんとの付き合いが長くなりますから、五〇代ではじめて診察した人が今は八〇代ということもあります。ほとんどの場合、青年期の生命の輝きはまばゆいほどですが、老年期に入るとともに次第に明るさを失っていきます。

人間のまっとうしうる天寿は一一〇～一二〇歳と考えられています。二〇〇二年、WHO（世界保健機関）は**「アクティブ・エイジング」**という考えを提唱しました。ただ命を長らえるのではなく、楽しむことができる加齢こそが大切だという考え方です。年老いても治療によって病気を追い払い、認知症や寝たきりにもならず、介護を必要とせず、自立して長寿をまっとうする。七〇代や八〇代でも地域の自治会で活躍し、月に一度はコンサートにでかける。歳を経て静かに衰《おとろ》えていくなかでも、一日一日、生きがいと笑いのある日々を過ごしている。そんなイメージでしょう。

アクティブ・エイジングを実現するためには、何が必要でしょう。

よく眠って、決まった時刻に起きる。規則正しく朝食を摂って、リズミカルな食のリズムを維持する。笑いに満ちた毎日を送り、意欲的に社会活動をこなす。この三つ、すなわち**生体リズム**と、**腹時計**と、そして**強いこころ**が、若さを保つ秘訣です。

近年、人のからだには時計のようなものがあり、時を刻んでいることが発見されました。**生体時計**（体内時計、生物時計ともいう）と呼ばれるものです。生体時計の中に**時計遺伝子**というものがあって、規則正しく時を刻んでいる。これが生体リズムです。

人間をはじめとして地球上のすべての生命には、地球の自転のリズムや、月や太陽などが奏《かな》でる天体由来のリズムが、すべて多重に宿っています。どの生物もほぼ同じ仕組みで、生体リズムを奏でています。地球が誕生して以来、生物は数十億年という長い年月をかけて進化してきました。その進化の過程で**宇宙のリズムを生命の中にコピーした**と考えられていて、あらゆる生物が、生体リズムをもっています。このことは、時を刻む仕組みを取り入れることにしくじった生物は、淘汰《とうた》され消えていったことを意味しています。

時計遺伝子の発見に続く数々の発見は、世界中の科学者たちを驚かせました。時計遺伝子は単に時を刻むだけではなく、人間の健康を維持し、老化の進行を抑制し、寿命を延ばすべく働いていることがわかったからです。

裏を返せば、人体の時を刻む仕組みが壊れると人は病気になってしまう。

多くの科学者にとって予想外の理論でした。

たとえば、時計遺伝子の一つを取り除いたマウスは若いうちに白内障になり、筋肉量が減り、骨粗しょう症になり、自律神経の働きが低下し、ホルモンのバランスが乱れ、免疫力が落ちる。老化が普通の数倍も速く進んでいくようにみえます。

このマウスの眠りを中断させて眠らせない（断眠ストレスを与える）と、異常なぐらいに疲弊《ひへい》し、断眠を中止しても眠ることができず、やがて死んでしまう。本来、二年生きるはずのマウスが二カ月で死んでしまうのです。

健康な動物は、断眠後はたくさん眠ることで回復します。断眠後に時計遺伝子が反応性に、断眠の時間長に比例して増加することで、深い睡眠をもたらすからですが、時計遺伝子がないとそれができない。断眠後に十分な睡眠が獲得できないために早くに死んでしまいます。悲しいことに生体リズムを刻む生体時計も、歳とともに少しずつ老いていきます。それが老化の原因です。そしてこころの劣化も老化の原因でした。

本書では、死することの意味についても考えていきます。

生命の意味を考えるとき、まず時間とは何かを問い、それに答えることが必要であることに気がつきました。「時間」は、生命と同じくらい謎に満ちています。この世に「生」を享けたその日が生きることの第一歩ですが、それとともに、死に向かっての歩みでもあります。人の一生を死を迎える準備をするための時間だと考えるなら、「生まれ出《いづ》る悩み」とはまさしくこのことでしょう。

私たちのからだは六〇兆個もの細胞から成り立っています。しかしたとえ細胞が死んでも、人という個体は死にません。そこに細胞と個体の違いがあります。たとえば腸の粘膜細胞の寿命は一日か二日、からだの隅々まで酸素を運ぶ細胞である赤血球の寿命は約一二〇日です。人体の一部を構成する細胞は短い期間で次々と死んでいきますが、細胞の死と人の死とは別ものです。

つまり、数多くの細胞は互いに声をかけ合いながら、時間という手段を軸にして、新しい働きをリズミカルにつくりだしているのです。ですから、生体リズムが壊れていく過程が老化であり、その破滅が死と言えるのかもしれません。


「死とは何か?」を考えるには、「こころ」についての理解が必要です。

人間のこころにはさまざまな要素が複雑に包み込まれています。幸せや不安といった情動にとどまらず、善か悪かなど道徳的感情も刻まれていて、情報処理能力という知能も含まれる。その働きは、子どもから大人になるとともに成長していきます。数千年の時の流れとともに規則性に複雑性が加わることで、まるで別ものに進化してきました。

生物学者の木下清一郎氏は『心の起源』(中公新書、二〇〇二年)の中で、生物世界からこころの世界を開いたのは「記憶」であると論じています。つまり、人間は記憶を持つことで過去と現在の照合が可能になり、それまで瞬間のみを生きてきた生物が「時間」と「空間」を獲得することで進化したというのです。

こころは、生体リズムとは独立して、私たちの健康を維持すべく働いています。**こころの仕組みは、生体時計よりももっと老化しやすい**ことが明らかになってきました。また、そのすべてが明らかになっているわけではありませんが、その老化と寿命との関連は、医学界でも関心が高まっています。本書では、こころはどこにあるのか、こころの仕組みは、なぜ老化しやすいのか、時間老年学の視点から論じてみたいと思います。

今、日本は**超高齢社会**を迎えようとしています。超高齢社会とは、死亡者が急増する**多死社会**です。その時代を生きるためには、死とは何かを真摯《しんし》に考えなければなりません。

日本人は無宗教だといわれます。たしかに、子どもが生まれると神社でお宮参り、結婚式はカトリック教会であげ、葬式はお寺で営むというのが現代人の多数ですから、多神教的でじつに曖昧《あいまい》な宗教観といわざるをえません。

宗教観と重なるところが大きいのが死生観です。アフリカのように飢饉《ききん》や疫病《えきびょう》、内戦などが間近にある国々では、日常的に命を終える人々を目にしますが、日本人の場合はそうではありません。ほとんど安全な世界で生活していますし、中学や高校でも死生観なり死を迎える準備をテーマに教育を受けることもありません。

肉親の死でさえ、今は、病院で迎えます。日本人にとって、**看取りの文化**こそ、今求められています。超高齢社会に入りつつあるなか、厚生労働省は二〇〇七年に終末期医療のガイドラインを出しました。いずれはこのガイドラインだけでは十分でないときが訪れ、尊厳死の法制化が具体的に求められることになるでしょう。老・病・死をどのようにして迎えるべきかを考えることは、この時代を生きる私たちの任務です。

私たちに、今、何ができるのでしょう。それを問いつつ、読者のみなさまに、医師としての私の思いを語りかけ、これからの医療のあり方を模索してみようと思います。

本書では構成を、一〇章に分けました。

第一章　時間とは何か
第二章　時間とともに在る宇宙（すなわち、時空）の視点からみた人間論
第三章　時間と寿命を支配する生体リズムの神秘
第四章　健康を維持する生体時計にも現れる老化
第五章　老化を遅らせ長寿を導く食のリズム
第六章　人はなぜ老いるのか
第七章　せっかく身につけた生体リズムが壊れていく大都市の姿
第八章　その乱れを補うための、時間を考慮した医学の実例
第九章　生体リズムを維持することで健康が守られている里びとの暮らし
第十章　超高齢社会を迎えようとしている日本で、私たちが取り組むべきこと

以上を、論じていきます。

本書を読み進めていくうちに、読者のみなさまは、**生命《いのち》を支配しているのが時間であること**に気がつくと思います。時間は、私たちのからだの中に、生体リズムとして存在していました。進化の過程で私たちは、時間を上手に利用して健康を維持し、老・病・死を支配するようになっていったのです。

しかし、生体時計も少しずつ老いていきます。老いとともに、死を迎えることになります。

一方で、現実に目を移すと、現代社会は文明に支配され、生活リズムがなくなっていることに気がつきます。そして私たちの日本は、多死社会とでも言うべき超高齢社会を迎えようとしています。

今、私たちは何をすべきなのでしょう。

ご一緒に考えていただければと願っています。

健《すこ》やかに老いるための時間老年学

目次

第二章　時間と宇宙

第三章　生体時計が時間と寿命を支配する

第四章

生体時計も老化する

第九章 生体リズムが生命の質を支える

第一章

時間とは何か

1　人間にとって時間とは何か

時間の矢はどちらを向いている？

時間とともに人はみな老いていきます。

「老い」とは、だれしもが甘受《かんじゅ》しなければならない、生命《いのち》を持つ私たちの宿命です。「老い」は確実に進行し、生命としての機能は、時間とともに衰《おとろ》えていきます。さてこの老いの感覚からもわかるように、私たちは普通、時間について、次のようなイメージをもっています。

「時間《とき》は、過去から未来へと、一定の速さで流れていく」

読者のみなさんもそう思っているにちがいありませんが、ここでもう一度考えてみてください。時間の矢（進む方向）はどちらを向いているのでしょう？　ほんとうに過去から未来でよいのでしょうか。

前著『病気にならないための時間医学』でも紹介しましたが、まずは次の「なぞなぞ」を読んで、一番目、二番目、三番目の兄弟がだれなのか当ててみてください。

「三人の兄弟が一つの家に住んでいる。ほんとうはまるで違う兄弟なのに、三人を見分けようとすると、それぞれが互いにうり二つ。いちばん上は今いない。これからやっと現れる。

二番目もいないが、こっちはちょうど家から出かけたところ。三番目のちびさんだけがここにいる。それというのも、三番目がここにいないと、あとの二人はなくなってしまうから。でもそのだいじな三番目がいられるのは、一番目が二番目の兄弟に変身してくれるため。あなたが三番目をよく眺めようとしても、そこに見えるのは、いつもほかの兄弟だけ！　さ、言ってごらん、三人はほんとうは一人かな？　それとも二人？　それとも……だれもいない？　さあ、それぞれの名前を当てられるかな？　それができれば、偉大な三人の支配者がわかったことになる。彼らは一緒に一つの国をおさめている……。しかも、彼らこそ、その国そのもの！　その点では、彼らはみな同じ」

　このなぞなぞの答えは、一番目が「未来」、二番目が「過去」、そして三番目が「現在」です。うり二つと言っているのは、三人ともその正体は「時間」だからです。その国そのものとは、たぶん、「生命《いのち》」のことでしょう。時間が生命とともにあることを面白く表現しています。

　このなぞなぞはもう一つ、時間の矢の方向を表してもいます。時間は未来（一番目の兄弟）からやってきて、現在（三番目の兄弟）になり、それがすぐ過去（二番目の兄弟）へと移ってしまう、と述べています。砂時計を思い浮かべてください。砂は上から下に落ちていきます。

上が未来、下が過去、そして砂時計のくびれたところが現在に当たります。するとどうでしょう。時間は、未来からやってきて、現在（今）になり、そして今はすぐ過去になってしまう。このように考えると、「時間《とき》は、未来から過去へと流れている」ことになります。

時間の進む方向が逆になりましたね。視点を変えるだけで、その向きは逆になってしまったのです。このように謎が多い概念であるだけに、数多くの哲学者が古《いにしえ》から「時間とは何か？」と、議論を重ねてきました。

時の流れの速さはほんとうに一定？

「時間とは何か？」

その答えはさまざまです。数多くの論述は、時間とはものごとの変化を認識するための概念であるととらえ、まず時刻と時間を区別しました。**時刻**とは、時の流れのある瞬間のことを指します。ギリシャ神話の神の名をとって**カイロス**とも呼ばれます。一方、**時間**は、時刻Aと時刻Bの間の長さのことを指し、ギリシャ神話の神の名から**クロノス**と呼ばれます。

古代ローマの詩人ホラティウス（紀元前六五〜紀元前八）は、ポエム『今と言う時を、堪能せよ』で、時間を次のように説明しました。「人は、クロノスとしての時間意識で生活しているが、幸福であると感ずるためにはカイロスとしての時間認識が必要である」と。

古代キリスト教神学者のアウグスティヌス（三五四～四三〇）は、『告白』の中で以下のように述べました。「だれも私に問わなければ、私は知っている。しかし、いったん尋ねられ説明しようとすると、私はそれが何であるか知らない。過去とは『すでにないもの』であり、未来とは『いまだないもの』である。ならば在ると言えるのは現在だけなのだろうか。過去や未来が在るとすれば、それは『過去についての現在』と『未来についての現在』が在るのである。過去についての現在とは『記憶』であり、未来についての現在とは『期待』、そして現在についての現在は『直感的体験』である」と。

さて、時の流れの速さは、ほんとうに一定なのでしょうか。

アインシュタインは、相対性理論を省察したとき、時間の進み方は「動いている、動いていない」で違うと考えました。特殊相対性理論によれば、光の速度はどの慣性系に対しても一定（光速度不変の原理）です。しかし、別のある慣性系からみると、空間上の異なる地点で同時に起きた事象は、実は同時には起きてはいないのです。たとえば光速に近いスピードの宇宙船に乗って宇宙旅行をしているとき、その中では時の流れの速さ（相対運動時計の針）は、遅くなり（ゆっくり進み）ます。また、一般相対性理論では、時間のスピードは重力によって影響を受けます。ブラックホールの周辺のように、強い重力が働く場所では、それはゆっくりになります。

私の故郷、愛媛県伊予三島市の隣町の香川県三豊市に、浦島伝説が残されています。漁師をして両親を養っていた浦島太郎は、ある日、釣り糸にかかった亀を、かわいそうだと逃がしてやりました。すると迎えが来て、太郎は竜宮に招かれます。乙姫と、そこで楽しく三年を過ごした太郎は、残してきた両親のことが気にかかり、もと住んでいた浜に帰ることになりました。ところが帰ってみると村は変わり果て、見覚えのある景色も人もなく、太郎はもう七〇〇年も前の人になっていました……というお伽噺《とぎばなし》です。

このような浦島伝説は、日本の各地に数多く伝わっています。はたして、ただのお伽噺でしょうか。光速の宇宙船で宇宙旅行をして地球に帰ってくると、相対性理論によれば地上では、何倍もの速さで時が流れていることになります。まるで浦島伝説と同じことが起こります。そのため物理学の世界ではこれを、**ウラシマ効果**と呼んでいます。

子どもの時間と大人の時間

楽しいことをして遊んでいるとき、あっというまに時間が経ちます。会社でいやな仕事を処理するとき、時間はなかなか進んでくれません。あるいは交通事故に遭遇し、何かにぶつかりそうなとき、ほんの数秒なのでしょうが、時間は至極ゆっくりと流れ、それを数分、あるいは十数分に感じます。このように時間の速さは、自由自在に伸び縮みします。

これがこころの時計です。

さて、子どもの頃の時間はゆっくり流れていたのに、大人になると思いもよらないくらい時間が速く過ぎ去っていきます。今年も六月、そして今日は一日か、と思っていたら、いつの間にか時間が過ぎ、もう二〇日になったのかと驚く。このような感覚をもったことはありませんか。

こころの時計が加齢とともに速く進むようになるからです。

こころの時計が刻む、時の流れの速さには、いわゆる五感（視覚、聴覚、触覚、嗅覚、味覚）とは異なる特性があります。**時間《とき》を受容する感覚器がない**という特性です。歳とともに、一年や一日といった時間が、思いのほか速く過ぎると感じるようになるのは、加齢とともに神経細胞の処理能力が低下し、信号を運ぶスピードが落ちてくるからです。あるいは、からだの運動能力が低下して、若い頃であれば一日でできたことがこなせなくなってしまうことなども、関わっているのかもしれません。

一〇秒を予測できるともの忘れが改善

私たちは、住民のみなさんの健康診断に、**こころの時計の検査**を取り入れています。高知県T町では、もの忘れを予知する検査として、たいへん有用でした。

人をはじめとしてほとんどの高等動物には、比較的短い時間経過を推し測る「砂時計」のような働きが備わっています。この時計は、積極的に行動のタイミングや間合いをとり、つねに変化する環境に適応するために重要な役割を果たします。それだけではなく、ユーモアやロマン、幸福感や抑うつ気分、あるいはもの忘れなどの精神活動にも深く関わっています。そこでT町ではこころの時計の検査をして、もの忘れとの関連を検討してみました。

住民のみなさんの一〇秒の砂時計を検査しました。時間予測の検査といいます。まず仰《ぎょう》臥《が》位《い》になっていただき安静をとっていただきます。その後七回、一〇秒の時間を予測してもらいました。すると三年間の追跡調査で、一〇秒が正しく予測できる老人ほど、MMSEというもの忘れチェックの検査で、もの忘れが改善したのです。

二〇〇四年から二〇〇七年にかけて、もの忘れが改善したのは、この検査を受けた一四一人中一五人でした。もの忘れの改善に、どのような要因が関与していたのか、コックス比例ハザード回帰という統計手法で探ってみました。その結果、一〇秒の砂時計だけに関連性が見い出されました。血圧・心電図の所見・呼吸数・血液中の酸素量・高コレステロール・メタボリック症候群・貧血・肝臓と腎臓の働き・抑うつ気分・眠気度・骨折の有無などの要因には、どれも関連性は見つかりませんでした。

みなさん、一〇秒の砂時計が正しく働くように工夫しましょう。それだけで、もの忘れが予防でき、もの忘れの改善にもつながるというのなら何ともありがたいことです。

一〇秒の砂時計だけではなく、六〇秒から数時間の時計まで、私たちのからだの中には、いろいろな時計があります。時計の働きは、日頃の単純な行動から、複雑な精神活動に至るまで、脳のほとんどの高次機能の活動に関連していることが明らかにされています。もの忘れだけではなく、老化のスピードや寿命の長さにも関わっているらしいのです。この分野の研究が、今後、発展していくことを期待したいと思います。

なぜ人類が地球を征服できたのか？

朝が来ると目が覚め、夜が来ると眠くなります。

これは私たちのからだの中にある、**生体時計**の仕業《しわざ》です。

朝は毎日訪れます。時間《とき》は矢のように流れ、流れ去っていくのではなく、それは二四時間を単位として繰り返しているのです。

冬が終わると枯れ木はよみがえり蕾《つぼみ》をつけ始め、春が来ると桜が咲きます。季節も、流れ去っていくのではなくリズミカルに繰り返し、春はまた翌年訪れます。一年を単位とした繰り返しです。このように私たちのからだの時間は、リズミカルに繰り返しています。二四時間や一年を周期とするリズムだけではなく、私たちのからだには、**〇・一秒、一秒、四秒、**

九〇分、八時間、一二時間などの二四時間よりも短いリズムと、**三・五日、一週間、一カ月、六カ月、一・三年、一〇・五年、二一年**などの二四時間よりも長いリズムが組み込まれています。

二四時間のリズムは、地球の自転のリズムです。地球に生命が誕生して以来、生命は地球上で進化を繰り返し、生体時計という仕組みをからだの中につくりました。第三章で詳しく紹介しますが、それは時計遺伝子によって操《あやつ》られるリズムでした。その他の時計の仕組みはまだわかっていませんが、近い将来、その仕組みも明らかにされてくることでしょう。

「時間とは何か?」。ここでもう一度整理してみましょう。

時間《とき》は、過去から未来へ? それとも未来から過去へ? はたしてどちらなのでしょう。

時間《とき》の速さは一定? いえ、動いているものの中では、時間はゆっくり進みます。強い重力がかかったときも、時間はゆっくり進みます。子どもの時間はゆっくり流れるのに、大人の時間は速く過ぎ去ります。

時間《とき》は、矢のように流れていく? いえ、時間は流れ去るのではありません。それは巡り、やがて戻ってきます。二四時間ごとに、あるいは七日ごと、三〇日ごと、一年ごとにリズミカルに繰り返し、過ぎ去ったはずの時間が、いろいろなリズムで戻ってくるのです。

時間とは不思議なものです。いったい何者なのでしょう。本書の第二章で詳しく紹介していきますが、時を刻む仕組みこそ、健康を維持し、老いのスピードを整え、病を予防し、長寿を得ることのキーワードなのです。

今、地球は人間時代を迎えています。人類が地球を征服できたのは、私は、人が時間を支配する術《すべ》を身につけたからだと思います。人には智慧《ちえ》があります。そのおかげで人は、時間を予測する砂時計、朝を知る概日《がいにち》時計、春を知る季節時計、老いを計る老化時計を統括することができました。今では、急死を予知する時計すら身につけようとする勢いです。

もう一つ、人には重要な能力があります。**「こころ」**です。人のからだにある六〇兆個の細胞が、互いにネットワークをつくることで「こころ」という仕組みをつくりあげました。こころは、幸福感、善悪の判断、情報処理の能力などいろいろな働きを担います。人にある時計は、こころとともに働くことで、効率よく、老・病・死を予防しています。時間と智慧とこころの世界のことを、私たちは**クロノスフェア**と呼んでいます。人の一生はほんの一滴《ひとしずく》の短い時間であるかもしれませんが、クロノスフェア（時間人智圏）として眺めてみると、それはきわめて貴重で有意義な時間《ひととき》にちがいありません。

人には、「生命」という名のシンフォニーを、自由に指揮するという特権が与えられました。第一楽章から最終楽章まで、その曲がどのように荘厳に響きわたっていくか、それはすべて指揮棒にかかっています。一生《いのち》という時間を堪能しつつ、宇宙のリズムをそこに壮大に演出していただきたいと願います。

2 歴史にみる時間観と死生観

静かに死を受け入れるソクラテスの死生観

大学一年のとき、私は一年間ギリシャ語を学びました。ソクラテスやプラトン、そしてプラタナスの下で教鞭《きょうべん》をとったヒポクラテスの、その息吹《いぶき》に少しでも触れてみたいと思ったからです。

ソクラテスの言葉とされる、「汝自身を知れ」にも巡り会いました。

当時の教官は、たしかこれはソクラテスの言葉ではないと教えていたように思いますが、そのようなことはどうでもよかったのです。新鮮でした。受験勉強に疲れていた私のこころは、この言葉で癒されました。以来、ギリシャ神話に憧れ、田中美知太郎のギリシャ哲学にのめり込んでいきました。

古代ギリシャの哲学者ソクラテス（紀元前四七〇頃〜紀元前三九九）には、自ら著した著作はないとされていますが、弟子のプラトンの叙述から、その人となりがうかがわれます。当時一八歳であった私は、死するということが怖かった。それだけに、ソクラテスの死生観に圧倒されました。強いこころで、静かに死を受け入れる。その行動に感銘を受けました。

「私は、知らないということを知っている」

この言葉でアテネ随一の知者となったソクラテス。素朴に神を畏敬し、信仰心の篤《あつ》い哲人でした。七一歳のとき、ソクラテスは死刑を宣告されます。「国家が信じる神々とは異なる神を信じ、若者を堕落させた」という罪で、公開裁判にかけられたのです。しかし彼は、自説を曲げることはしませんでした。知への愛（フィロソフィア）と善に生きることを貫き、死を恐れずに殉じました。友人と最後の問答を交わした後、ドクニンジンの杯をあおって、従容《しょうよう》として死を受け入れたといいます。

「時間が来たようだ。死ぬために私は、生きるために君たちは、ともにここから去らねばならない。しかし、そのどちらがよいのか、その答えは誰にもわからない。ただ神のみが知っている」と述べて、杯をあおったと言われています。そこには何か悲壮感のような空気が漂います。ソクラテスの死生観は、どちらかといえば悲観的であったように響いてきますが、いかがでしょうか。

「老年も、悪いものではない」(キケロ)

一方、ローマの哲学者、キケロ(紀元前一〇六〜紀元前四三)の死生観は、至極、楽観的です。ソクラテス、プラトン、アリストテレスを敬愛したキケロは、紀元前四四年頃、六〇歳を過ぎて、幸福論や老年論をはじめとする数多くの著作を著しました。『トゥスクルムの別荘での対談集』を思い起こしてみたいと思います。

キケロは、ジュリアス・シーザーとほぼ同じ時代を生きた、ローマ共和派の政治家でした。古代ローマの執政官にまでなったといいますので、今で言えば大統領のような権限をもっていた人だったようです。しかしキケロは、シーザーによる独裁政治に失望し、そして最愛の娘を失ったことによる悲しみと失望感を癒すため、晩年の紀元前四五年、研究生活に復帰します。ギリシャ語に堪能であったキケロは、ギリシャ哲学の哲理を背景に、著作に耽《ふけ》りました。自分自身のために書いた死生観、あるいは幸福論であったのかもしれません。まるで暗殺されることを予知していたかのように、独自の時間論を展開していきます。

「長い間なおざりにしてきたもの。ずっと気に留めていたもの。それに戻ろう」

なかでもこの書き出しが気に入っています。私は先日(二〇一三年三月)、病院長の職務を終えました。今の心境に重なるところが大きいからかもしれません。キケロは、トゥスクルムのキケロの別荘に集まった友人に、五日間の講義をしました。この書は、その内容を五巻にまとめたものとされています。人生に絶望したキケロが、自分自身に向かって叫びかけているとも思われる言葉が、次々に記されています。

「死は恐ろしいものではない」「不幸な出来事でもない」「死によって、人は不幸を免れることができる」「寿命が来る前に早死にすることを不幸だと悲しむことはない」「死とは良いこと」「死とは人を幸福にするものである」と繰り返し教えています。

キケロのもう一つの著作、『大カトー・老年について』は、八木誠一と八木綾子による名著（訳書）があり、『老年の豊かさについて』（法藏館）と題して出版され、キケロの死生観が明快に解説されています。キケロは、カトーというローマの政治家と青年たち二人の語りという形式で、老年論と死生観を展開しました。

「老いとは、生きてきた月日とともに体得した成果であり、経験の結晶である。老年も、なかなか悪いものではない。やり繰り次第で、それは至極楽しいものだ」

この書で、青年たちへのキケロの反論はまず、「老年はすることがない」という通念に向けられます。「船の舵手《だしゅ》は、一見、何もしていないように見えるけれども、そんなことはない。若い人たちは、とかく思慮もなく行動に奔《はし》りがちで、それでは国は亡びてしまう。人生経験が豊かな老人がそれを支え、円熟した判断力で国の舵取りを見守る。それでこそ安全である」と説き、老人にはすることがないなんて言わせないと諭します。

次いで、「老人には体力がない」ということに触れます。生まれて育ち、壮年になって老い、そして死んでいく。これは「自然の道だ」と諭し、「ただ一つの道であり、しかも一方通行である。しかし、自然（すなわち、神）がもたらすもの（意思）に悪はない」と答え、「君たちはミローの体力と、ピタゴラスの知力とどっちがいい？」と尋ね、それぞれの時に、それぞれの良さがあることを教えるのです。

三つ目には、「老人には何の楽しみもない」ということは正しいかについて議論を展開していきます。それが正しいか否かはさておき、キケロは当時の倫理観に則《のっと》り、青年時代の意気盛んな大望（あるいは野心）と、老年期の諦念《ていねん》とを比較しつつ、次のように答えていきます。

「若者には、欲望が絶えず湧き上がってくる。それゆえそれに逆らい、快楽を断念することは、はなはだ難しいことである。一方、老年になると、それが自然のうちに消えていく。青春の時代に渦巻く、嵐のような情念が、無為のうちに静まっていく。なんとすばらしいことではないか」。この言葉は、キケロの時代の倫理観を表しているのでしょうが、今の日本にも通じるところがあります。

そして最後に死生観に触れていきます。「老年には死が近い。それをどう思う？」という課題を投げかけます。「老年と死」は、今も続く、永遠の問いですが、キケロの答えは、簡潔で明快でした。「神のみこころであり、自然なものである。霊魂は死なない。来世があるのだから、なにも死を悲しむことはない。受容しなさい」と答えているのです。「死を迎えるとは、永遠に生きることができる、死後の世界に移るべく港（ポルツム）に入るようなものだ。それゆえ、老人にとって死とは、むしろ望むべき姿である」と。それをキケロは、ナートラと呼びました。自然に己《おのれ》をゆだねること。それを受容することこそ、最善であると説いているのです。

この考えは、無為自然（滔々《とうとう》と流れる道）に生きることを善とした、老荘の思想に通じるものがあります。荘子が述べた、「天地は無為なり、而《しか》も為さざる無きなり」（『荘子』至楽篇）の哲理に、まさに相同です。

ほぼ同じ頃、インダス川のほとりでも、同じような観念をもつ死生観が生まれています。仏教です。紀元前数百年という太古に、これだけ距離の離れた洋の東西に、同質の倫理観が生まれていたことに神（すなわち、大自然）の意思を感じます。

人という生命《いのち》の神秘がグローバルに発祥し、ローカルに地域に沿った姿として表出し展開していく。無為自然の作品とは、なんと神秘的なのでしょう。私たちが唱えてきたクロノスフェア（時間人智圏）の世界（註：第二章「人とは何か」の項を参照）で生きることの歓びを、あらためて考えてみてください。人の一生はほんの一滴《ひとしずく》の短い時間にすぎないかもしれませんが、しかし、それを時間人智圏として眺めてみると、きわめて貴重で有意義な時間《ひととき》であるにちがいありません。

はじめに言葉なしとする老荘、言葉ありきとするキリスト教思想

「これが最後の言葉です。どうもありがとう。さようなら」

『神道時事問題研究』の第七〇五号に、新藤兼人《しんどうかねと》氏の言葉が紹介されていました。共同通信社編集委員の立花珠樹《たまき》氏の投稿です。二〇一二年五月二九日に一〇〇歳で帰神した、『一枚のハガキ』の映画監督を悼《いた》みつつ、超高齢化社会の生き方を論考しています。

先に引用した言葉は、一〇〇歳の誕生会のときの挨拶の言葉だそうです。実に素直で心のこもった言葉だと思います。そしてそのとき一枚のカードが配られたそうです。「一粒の麦、地に落ちて死なずば、多くの実を結ぶべし」の言葉が、麦穂の絵とともに自筆で記されていたと紹介されています。

一人の人として一〇〇歳を生きたその一生が、このメッセージに凝縮されています。大宇宙の中で、ほんの塵《ちり》のように小さい地球に生まれた。その意図も何も理解できないまま、一滴の雫《しずく》のように、短い一生を過ごしてきた。人とは何なのだろう?

「その一雫のように短い時間を、ともに過ごした多くの命はすでに先立っている。たとえそれがわからなくとも、生き残った私が頑張らなければ」。その決意のほどが、読みとれます。「駄目だと思ったとき、そのとき自分で自分を追い込むようなことをせず、何かを探し求めてほしい。精一杯生きていけば、きっと実を結ぶ日が来るにちがいない」。その思いが痛いように伝わってきます。

立花珠樹氏が述べているとおり、この言葉は、もちろん『新約聖書』ヨハネ伝の、「一粒の麦もし地に落ちて死なずばただ一つにてあらん、死なば多くの実を結ぶべし」という一節を用いて、「死なば」を「死なずば」に置き換えたものです。聖書は、イエスが十字架で死ぬことの意味を説き、イエスの命がやがて新しい生命となって芽生え、それが数多くの果実として熟していくことを教えた言葉です。

人は、世代を超えるという手法で生命《いのち》をながらえ、その宿命を伝えつつ、発展させ繁栄していきます。聖書に書かれたこの言葉には、「はじめに言葉ありき」（ヨハネ伝の冒頭の一節）とするキリスト教の哲理が、如実に映し出されています。

さて、はじめに言葉ありきとする聖書の教えと対照的なのが、はじめに言葉を否定する老子の思想です。前著『病気にならないための時間医学』でも紹介しましたが、老子の第十四章には、「之を視《み》れども見えず、……。之を聴けども聞こえず、……。之を搏《とら》えども得ず、……。故に混じて一と為す」とあり、そして、「古《いにしえ》の道を執りて以って今の有を御す」と続きます。

形なきものの形を見、声なきものの声を聞き、何の手応えもないものの感触をこころにとめ、この三者を混ぜて一つにしたとき、そこに人の存在の姿が明らかになってくる。それは太古の昔からの真理を秘めて眼前に広がり、万象を主宰しつつ、滔々と流れている。それを知るべく努力せよ。さすれば古からの大自然の姿を、すべて知ることができるであろう。その姿は、時間とともに在る。それをみよ。人が生きていくことの意味がそこにみえてくる。

そう教えているのです。言葉で教えを見聞することよりも、五感で実体を感じとりなさい。そしてそのすべてを総合的に評価して、そこに何かを感ずるようになれば、それこそが人の道の本質なのですと訓《おし》えています。

老子の宇宙論の哲理は、まず道ありきと説いたのち、「道は一を生じ、一は二を生じ、二は三を生じ、三は万物を生ずる」と教えます。三とは、陰気と陽気と和気《わき》を意味します。老子は、陰（女）と陽（男）が交わることで新しい命が生まれると考えました。生と死の本質を説く老荘の哲理がここにあります。

一方、「三者混じて一と為す」と説く老子の教えは、三位を一体とするキリストの教えと共通しているようにもみえます。老荘における死生観は、はたしてイエスのそれと相同なのでしょうか？

『荘子』には「セカセカ病」対策がいっぱい

老荘の健康論と死生観は、なかでも『荘子』に多く記載されています。

「それ大塊（天地自然）は我れを載するに形（肉体）をもってし、我れを労する（労働させる）に生をもってし、我れを佚《いっ》する（安楽にする）に老をもってし、我れを息する（休息させる）に死をもってす」と述べ、生死の変化は天地自然の造化の働きのひとこまにすぎないと諭し、生老病死をあるがままに受け入れることによって、哀楽の感情から解放される、と説きます。

「死生は命なり。それ夜旦の常あるは天なり」と続け、死生とは昼夜が交替する自然の定めのようなものであると論じました。これが老荘の死生観です。

さて、健康とは何かを論ずるとき、『荘子』は必携の書です。

万物は斉同《せいどう》であることを心にとめ、世俗のしがらみを捨て去り、無何有《むがう》の郷に逍遥《しょうよう》として遊ぶべし。それが健康の秘訣であると説きました。

この老荘の思想は、万葉人にも愛され、処世の基本的な態度として受容されていました。『万葉集』をはじめとする歌集に、神仙境への憧れが多々盛り込まれています。『万葉集』巻十六の三八五一に、次の歌があります。

「心をし　無何有の郷に　置きてあらば　藐姑射《はこや》の山を　見まく近けむ（作者未詳）」

荘子の思想には、現代人が患う「セカセカ病」への対処がこと細かく記述されています。それはまさに、その処方箋です。

荘子は紀元前三七〇～三〇〇年頃に、黄河の南、河南省に住んだとされます。『荘子』の語録は、その弟子たちに語り継がれ、論じ続けられてきました。なかでも、河南省の山陽県の近くの竹林にこもって、世俗の動きを白眼視し、「清談」に憂さを晴らした、竹林の七賢の話は有名です。その一人、嵇康《けいこう》（二二三～二六二）の代表的論文に、**「養生論」**があります。いかにすれば長生きができるかを論じ、「導養」の工夫を説いています。すなわち、長生きするためには「こころの養い方」こそ大切であり、「怒りや怨みなどのいっさいのストレスを去れ」と訓えています。二〇世紀のカナダの医学者、ハンス・セリエの説に先行すること、一七〇〇年前の著述です。

『荘子』の中に、「夢に胡蝶《こちょう》となる」の一節があります。ある日、荘子はひらひらと飛び回る胡蝶になっていた。そののびのびとした楽しさに満足した。そして、錯覚した。自分は何なのだろう。自分が夢で胡蝶になったのか？　あるいは胡蝶の自分が、夢の中で荘子であるのか？

荘子の主張する哲学の一つに「斉物論《せいぶつろん》」があります。「大宇宙の中で、生物は人であったり、胡蝶であったりするが、実際には、みな、同一である」との考え方です。この胡蝶の夢から、荘子は次の悟りを得ました。生物はある秩序（コスモス）の中で（すなわち、宇宙の中で秩序を保って）生きている。その一方で、宇宙は混沌の世界（カオス。秩序では説明できない大宇宙の世界）にとりまかれている。今を生きている私が、このカオスの世界（生前や死後の私）に通じるためには、「夢」が必要であると。

なぜ夜遅くから明け方に多く誕生するのか

聖書の死生観にも、斉物論的記述があります。

紀元前一〇〇〇年から紀元前四〇〇〇年に著されたとされている『旧約聖書』、コヘレトの言葉、三章一～三節、「何事にも時がある」は、以下のように記述されています。「天下のできごとには、須《すべから》く定められた時あり。生まれるに時あり、死するに時あり、……種を蒔くに時あり、刈り入れるに時あり、……癒すに時あり」。

「生まれるに時あり」の記述のとおり、地球に生命《いのち》が誕生する時刻には、ある仕掛けが設けられています。出産の時刻には明瞭な周期性がみられ、出産は夜遅くから明け方にかけて増え、昼間に少なくなるという約二四時間のリズム（サーカディアンリズム）が観察されます。赤ん坊は夜に多く産まれます。この生命《いのち》の誕生のリズムは、人に限ったことではありません。たとえば、セミやハエなどの昆虫が、幼虫や蛹《さなぎ》から成虫になる羽化にも「時」があり、それは深夜から朝方に限られています。

なぜなのでしょう？

朝は、一日の中で、もっとも乾燥しにくい時間帯です。そのときに羽化すれば、生き残る確率が大きくなるからです。赤ん坊が夜に産まれるという仕掛けにも、それなりの理由があるにちがいありません。あるいは、恐竜時代にいちばん生き残る可能性が高かった時刻を、適応の所産として今も引きずっているのかもしれません。

最近の研究から、私たちの生命《いのち》には、二四時間リズムの生体時計の他にも、多種多様の時計が仕組まれていることが明らかにされてきました。**三日坊主の時計**、**七日の時計**、**一カ月の時計**、**一年の時計**などの数多くのリズムが、宇宙のリズムのコピーとして私たちのからだに刻まれています。その仕組みがすべて克明に描出されてくると、「なぜ人はここに生まれ、そして死んでいくのか」を知ることができるようになるのかもしれません。

月の公転運動がもたらす重要なリズムに、**潮汐《ちょうせき》周期**があります。月と地球との位置関係により、月の引力によりもち上げられる海水面は、満潮から干潮まで周期的に変化します。

月と地球と太陽との位置関係により、地球上にはより複雑な周期現象がもたらされ、大潮・小潮が生じます。潮間にすむ生物は、この潮の満ち干のリズム（一二・四時間と二四・八時間）に調和して生命活動を営みます。

潮間にすむ生物と同じように、人の生命《いのち》にも約一二時間のリズムが、刻印されています。その一つが眠気度です。眠気度は、一日のうちで夜中の二時頃がもっとも強く、次いで、午後二時頃に強く現れます。適切な午睡が健康増進に役立つ理由が、ここにあります。

さて、『旧約聖書』のコヘレトの言葉、「死するに時あり」の記述を考えてみましょう。その正否はまだ十分には明らかでありませんが、**人の生命《いのち》の終わりが、潮汐周期に導かれているる**ことは、古来よりの語り草になっています。

「汐の干く時と一緒に逝くものだと話して居た。それを聴くと私は最初に母の寝て居た部屋へ駆けて行つて独りで寝ころんで泣いた」

前著でも紹介した志賀直哉の言葉ですが、志賀直哉自身も、東京湾の干潮の時刻、一一時四五分に遅れることわずか、一一時五八分に永眠しています。

ヒマラヤに住む人々はみな幸福

二〇〇一年からの一二年間、私は妻と娘たちとともに、ヒマラヤを訪れました。そこに住む人々の健康のために、何か役に立ちたいと願ったからです。

私は、時間医学とともにフィールド医学を志してきました。地域に出て生活習慣、社会的背景、自然環境を調査し、そこに生活する住民のそのままの姿を見つめ、医学的な対応をしていくことにこそ、真の医療のあり方があるのではないか。そう考えました。

燃えるような情熱をもって、インドの最北端、ジャム&カシミール州にあるラダックを訪れました。南にヒマラヤ連山、北にカラコルム高峰がそびえる、インダス河の源流にあたる峡谷です。標高は平均四五〇〇メートルほどの高所地域です。昼夜と冬夏の温度差が大きい、気候環境が厳しい砂漠地域です。そのため一年の半分以上は、周辺の地域から隔離されることになります。また一九七四年までは、政治的に外国人の入境が禁じられていました。そのような地域性から、チベット仏教をもとにした、ラダック独自の宗教文化を構築しています。

ラダックの人々はつねに笑みを湛《たた》え、住民は「ジュレー」とただの一言で、挨拶を交わし合います。あるときは、「こんにちは」「さようなら」であり、また「お元気ですか」「また会いましょう」に通じるようです。老人は、顔の前に合掌して、言葉を交わします。驚きとともに興味深かったことは、数を数えるのに、「いち、に、さん、し……」と十まで、その発音が日本語ときわめてよく似ていることでした。料理の味付けも、何か和食に近いような気がします。日本の源流はひょっとしたらこのあたりではなかったのかと、想像したくなるような近似点が、そこかしこに髣髴《ほうふつ》としていました。

上水・下水の設備がなく、電気の普及はその当時、まだほとんどありませんでした。文明途上の地域でしたので、住民は近代医療の恩恵をほとんど受けることができていません。四五〇〇メートルの高地であるため、気圧は低く酸素は薄く、そのため血液中の酸素濃度（SpO_2）は九〇％前後と、著しい慢性の低酸素血症を示していました。その地で、私たちは住民一三七六名の健康診断を実施することができました。

軽く歩くだけでも息が切れる。バスや電車を自由に使うこともできず、遠くの人に会いに行くにはてくてくと歩いて行くしかない。このように過酷な生活環境に暮らしていて、人々は決して幸福であるはずがない。私は豊かな日本に暮らしているのだ。奉仕しよう。そういった思いあがった気持ちで、健康相談を始めたのです。

そしてその調査結果に驚きました。

あなたは幸せですか？　それとも不幸せですか？　と尋ねると、ヒマラヤの高所地域ラダックに住む人々は、みな、幸福であると答えたのです。どのくらい幸福ですか？　と尋ねても、日本に暮らす人々よりも数段高く、幸福だと答えました。その幸福感はどこから来るのでしょう？

そこであらためて、幸福とは何かを考えてみました。

ショーペンハウアーにみる幸福論

ショーペンハウアーの著述を読み解きながら、その理由を考察してみました。

ドイツの哲学者、アルトゥール・ショーペンハウアーは、二一歳で医学生となりますが、やがて生命哲学を志し、二五歳の若さで独自の哲学体系を構築しました。幸福論とでもいう内容は、六三歳のときに出版した、『筆のすさびと落穂拾い（随想集）』の一編に論述されています。

ショーペンハウアーは、古代インドのウパニシャッド哲学をもとに、幸福論を展開していきます。幸福観を左右するものは、宇宙と時間である。それが彼の思考でした。人はそれぞれの年齢期に、惑星が一つずつ対応して作用し、人のあり方を支配していくと考えました。二〇歳で金星、三〇歳で火星、四〇歳で四つの小惑星、五〇歳で木星、六〇歳で土星、そして最後に天王星が加わることにより、人の幸福感は加齢とともに変わっていくと考えたのです。

そして老年期に幸福感が高まる理由を、次のように考えました。

「青年期には、満たされぬ幸福への憧れと、不幸への憂慮がつきまとう。それが老年期に入っていくと、現実世界からは何も得るものはないことを諦念し、ややもやとした思いは自然のうちに消え去っていく。どのような『今』であっても、我慢さえすればやがて楽しいときがくることを経験し、『今』を享楽することができるようになる。その結果、ほんの些細《ささい》なことにも感動し、すべてのことに喜びを感ずるようになってくる」

これが彼の幸福論です。

彼の幸福論には、時間との関わりについての訓話が数多く盛り込まれています。

「人とは、過去と未来という二つの無限の時間の間に挟まれた、不可分の『現在《いま》』を現実の姿とするものである。少年・青年期には、過去から未来に流れていた時の流れが、老年期に入ると未来から過去への流れに変わっていく」とも論じています。

幸福の背景にあるのは、「諦め」と「悟り」であると述べているのです。

さて、ラダックに住む人々はなぜそれほどに幸福なのでしょう?

彼らの健康相談の調査結果を紹介したいと思います。

彼らの心理的時間の評価に大きな特徴がありました。一〇秒の時間経過を予測してもらいました。四回の検査で四回とも、一〇秒よりも極端に短い時間経過で、一〇秒が経過したと回答したのです。まだ五秒も経っていないのに、四・六三秒、四・六五秒、四・七六秒、四・四七秒で、もう一〇秒が経ちましたよと答えたのです。このような時間経過で一日を過ごしているとすると、ラダックの人々は、日本人が持つ感覚よりも二倍以上ゆっくりと、時の流れを感じているということになります（註：一〇秒÷四・六秒＝二・二。この計算から、一〇秒を四・六秒の感覚でとらえることは、一日が二・二日分の長さに感じていることを意味する）。ラダックに住む人々の時の流れの速さは、老若《ろうにゃく》を問わず、平地に住む日本人よりも、明らかにゆっくりと流れていました。

ラダックの人々は、環境に則した生活様式を身につけていました。アップ＆ゴー試験で、ラダックの人々の歩く速さを計ってみました。同年代の日本人が一二・九秒だったのに比べ、彼らは一四・六秒かけてゆっくりと歩きました。ボタンのつけはずし試験もゆっくりでした。ラダックの住民は、血液中の酸素が薄く、呼吸は頻回です。環境が低酸素であるため、呼吸の回数を多くするだけではまだ足らず、日常の生活をゆっくりと過ごすことで、環境に順応していたのです。

「ラダックの人々はゆっくりと歩き、そして時もゆっくりと流れている」

日常生活のスタイルを、高所環境風に調整し習熟することで、何不自由のない生活を送っている。どうやらこれが、ラダックの人々の姿でした。私は、生体時計まで高所環境風に修正しているところに、日本人以上に幸福感を強く感じる理由があるのではないかと思います。

第二章

時間と宇宙

西洋医学は進歩し、これまで不治といわれてきた結核やがんも、今では治療が可能になりました。それでは不老長寿が可能になったかというと、それはまだまだ前途多難です。突然死や病状の急変といった予期せぬ病態が、ある日、突然に訪れることがありますし、エイズ（HIVウィルス感染症）などの、これまでにはなかった病気が、新しく顔を出してくるからです。

科学が進歩したと豪語しても、私たちはまだ知らないことだらけです。宇宙の一員として、今、私たちが知っていることは、宇宙の現象のまだ五％にも満たないということを知っておかなければなりません。

筆者は医師として、四〇年の間、西洋医学を経験し、現代科学の知識を身につけてきました。一方で、この四〇年の間に、科学では説明できない、数多くの現象も体験してきました。それを理解するには、時間論や宇宙論など、**異次元からの視点が必要**だと思っています。

そこでこの章では、時間と宇宙の視点から、人がここに生まれ来て、そして死していくことの意味を論じてみたいと思います。生命の営みの神秘を、医師として科学的に紹介しつつ、現代科学の限界にも言及したいと思います。

1　人とは何か　生命とは何か

人が死を迎えるときの厳粛な時空

私は中学と高校で、倫理学を学びました。毎週、木曜日に、校長から「人とは何か」を教わりました。敬虔《けいけん》なクリスチャンだった校長は、教育の基本としてキリストの生きる姿を教えました。清潔で、人のために尽くす、その姿に感動する木曜日でした。

倫理学の授業に、たびたび登場したのがケネディでした。一九六一年一月二〇日、大統領に就任したとき、その演説の内容が講義され、中学二年生だった私は、一字一句を学びつつ、敬虔な思想と、文体の美しさに魅了されました。そのときの感動は、今もはっきりと覚えています。

一九六一年四月一二日、ソ連の有人宇宙船ボストーク一号が、人類初の有人飛行を行いました。ユーリ・ガガーリンの「地球は青かった」の言葉で知られています。ケネディは、宇宙開発でソ連に遅れをとったことを憂い、一九六一年五月二五日、一九六〇年代の月面着陸アポロ計画を宣言し、巨額の予算を投じます。校長は、そのことを話題に取り上げ、当時、中学生であった私たちに、「夢を持ちなさい。それに向かってまっしぐらに進みなさい」と教えました。

一九六三年一一月二二日、ダラスで暗殺されたときも、校長はそれを取り上げ、人とは何か、生きるとは何かについて語りかけてきました。ケネディ亡き後、六年を経て、米国は一九六九年七月二〇日、人類初の有人月面着陸に成功します。ケネディと校長の姿は、一体となって私のこころに焼きついています。

校長は、授業として映画鑑賞を取りいれていました。中学生でしたので、当時その意味が十分には理解できませんでしたが、今でいう「スピリテュアルな世界」を教えたのだと思います。『ベン・ハー』(一九五九年製作)は、十字架を背負って処刑場に行くキリストに、水を与える場面から幕を開けます。そして、嵐と雷鳴で心悪しき人々が滅び去っていくなか、不治の病で隔離されていた母親と妹の、皮膚病がみるみる治っていくというシーンで幕を閉じます。『エル・シド』(一九六一年製作)では、国王から追放され荒土をさまよっていたエル・シドが、疲弊した老人に姿を変えたキリストに、乞われて水を与える場面があります。そして国を護るための戦いで、エル・シドは矢に倒れ、命を失いますが、死した後も鎧《よろい》を纏《まと》い、颯爽《さっそう》として白馬に跨《また》がり、戦いを勝利に導きます。

死した後も魂が残り、神と対話して善を導くという世界。そのときの教育が、それを自然なかたちで、私のこころに宿したようです。

さて、昨今よく、スピリテュアルという言葉を耳にします。「神と魂との対話」を意味する言葉です。中学・高校とキリスト教倫理学の教えを受けて育った私は、それを自然体で受け入れることができますが、日本人には馴染みの薄い言葉です。しかし私たちには今、それが求められています。

日本は十数年も経てば、八五歳以上の超高齢者があふれる、いわば多死社会に変わっていきます。そのとき生活の有り様も、医療の姿も、そして死を迎えることの意味も、大きく変わっていることでしょう。そのとき必要なのが、『ベン・ハー』や『エル・シド』に表現されたスピリテュアルな世界です。医師とともに、神父や僧侶が同席して看取るという姿に替わっているのかもしれません。

それだけにこれからの私たちは、**「生命の息吹《いぶき》を聞く看取り」**を体得していかねばならないのだと思います。「神と魂との対話」を聞くことができた一例をここに紹介します。

もうずいぶん昔のことです。私が医師になって四〜五年目の頃、二二歳の女性がSLE《エスエルイー》という難病にかかり昏睡状態に陥っていました。血液の検査に改善の兆しはなく、一週間余り、昏睡状態が続いていました。当時の医学はまだ発展途上にあり、難病をわずらうと手の打ちようがありませんでした。栄養状態を保ちながら、静かに死を迎えるという時代だったのです。

少しずつ体力が低下していき、「そろそろ天に召される頃かな」と心配していたある日のことです。この一週間、ずっと女性の傍《かたわ》らについていた初老の父親から連絡がありました。静かに身罷《みまか》ったから来てほしいと言うのです。急いで駆けつけました。その人は顔に笑みを浮かべ、それは穏やかな顔で永眠していました。

そのときの父親の話です。ずっと意識がなかったこの子が、一〇分ほど前、私に語りかけてきたと言うのです。楽しかった子どもの頃の思い出を、はっきりとした言葉で数分間、語りかけてくれた。その後、「今、天使様がそばに来ている。あちらに行こうと誘っている。だからお父さん、向こうに行くからね。お父さんありがとう」。そう言って笑い、静かに目を閉じたと言うのです。

まだ医師としての経験が浅かった私は、この語りに驚きました。その女性の父親は、笑みを浮かべて立ち上がり、静かに「大変お世話になりました」と、私に挨拶しました。生命の尊厳と、彼女の豊かな生き様が伝わってきました。私にとっても、それは厳粛な時空でした。このときほど医師になってよかったと思ったことはありません。

人が死を迎えるとき、肉体から離れた霊魂は神と対話する。このようなことは実際にあるのだろうと思います。二二歳の女性の魂は、そのとき神と対話したのでしょう。その内容を父親に伝え、そしてそれを父親が私に伝えた。そう思ったとき背筋が伸びる思いがしたことを、今も鮮明に記憶しています。

私はそのほかにもいくつも、スピリテュアルな世界を体験してきました。もう十数年も前のことです。愛犬が舌がんになりました。東大の獣医科で診てもらっていましたが、悪くなる一方で、やるせない思いで過ごしていました。そんなある日、愛犬が死期を察したのか、私をじっと見つめて話しかけてきました。舌が悪いので吠えることもできません。喉を鳴らすような声で、数分間、話し続けました。じっと見つめる目で、「口の中がとても痛いの。治して！　もう駄目かもしれない。一緒に生活できて楽しかった。いろいろとありがとう」。そう話しているように思われました。私は、医師なのに何もしてあげられないことが悲しく、涙があふれて止まりませんでした。

「私が医師になって、母の病気を治そう」

私が医師を志したのには、強い思いがありました。

四歳か五歳の頃、母は脈なし病という奇病で苦しんでいました。頻回に狭心痛を繰り返し、時には意識を失うことがありました。近くで、この病気を診ることができる医師はいませんでしたので、遠くの大学病院に受診していました。四国の生まれですので、毎月、瀬戸内海の連絡船で、岡山大学まで通っていました。

私が医師になって、母の病気を治そう。

それが医師を志した理由でした。医師になって二年目の冬のことでした。母は、今日はよいことがあったと、妻との電話で楽しく会話していた最中、急死してしまいました。

その一〇年ほど前のことです。私が高校生で四国の自宅に帰省しているとき、母は狭心痛を起こし、意識を失って倒れました。呼びかけても答えは返ってきません。あわてふためいていたところ、数分後に意識が戻り、そしてそのときの体験を話してくれました。

「大きな川が流れていて、川の向こうはとても明るく輝いていた。その川の向こう岸には、黒い服を着た人がたくさん並んでいて、みながおいでおいでと手招きをしている。なんだか気持ちよくなって、川を渡ろうとしたとき、誰か数人が背中を抱えた。行っちゃいけない、行っちゃいけないと抑えられ、ふと気がつくと、私がそこにいた」と言うのです。母はこのとき、もう少しで、魂がすむ場所に逝ってしまうところだったのだなと思いました。


二〇年ほど前のこと、私の父が亡くなったとき、妻と私は東京の自宅にいました。父は、母が亡くなった後、一人で四国の自宅で生活していました。七〇歳を過ぎたある日、肺炎をわずらって近くの公立病院に入院したという連絡が入ってきました。電話で話をしてみると、元気だから、すぐ帰ってこなくてもよいと言います。それでも心配で、私たちは数日後の土曜日に、四国に帰る予定にしていました。そんな日のある夜、妻が父の姿を見たというのです。何かガタガタと揺れるような音のような気配とともに、父が部屋の片隅に現れ、妻のほうをじっと見ていたというのです。その翌日、病院から父が亡くなったとの連絡が入りました。妻が見た父の姿は、幽霊のようなものだったのでしょうか。

人とは何か

生命とは何か？　一九四四年に波動方程式で有名な物理学者、エルヴィン・シュレーディンガー（一八八七〜一九六一）から投げかけられたこの問いは、世界中の科学者の目を釘づけにしました。そしてそれぞれの視点から、数多くの回答が寄せられました。シュレーディンガー自身も、物理学者の視点からそれに回答しました。岩波文庫からその訳本が出版されています。『生命とは何か』。この書の中で、シュレーディンガーは、DNAの構造がわかる前の一九四〇年代に、生命の生命たる所以《ゆえん》は二つあると予測しました。

一つは、**子が親に似ること**で、これは後にDNAの複製という現象であることが解明されました。もう一つは、**生命《いのち》の中に環境の周期性を取り込んでいること**で、シュレーディンガーは、「地球の自転周期、月の公転周期などを、何らかのかたちで生命《いのち》の中に書き込んでいる」と予測しました。「崩壊して原子的な混沌状態になってゆくのを免れるという、生物体に具《そな》わった驚くべき天賦《てんぷ》の能力、すなわち適当な環境の中から、『秩序を吸い込む』という天分」と述べ、彼はさらに次のように続けています。「生命とは、物理学の確率による仕掛けとはまったく異なった『或る仕掛け』に導かれて繰りひろげられる規則的で法則性を持つ現象である」と。

その後、約三〇年を経た一九七二年に、人の脳の中に生体時計があり、地球や月の自転にそっくりのリズムを発振していることが発見されました。そしてその二五年後に時計遺伝子が発見され、時を刻む仕組みが分子のレベルで解明されました。**「六つの時計遺伝子が振り子のように振る舞うことによって、約二四時間のリズムを発振（コアループ）」**していたのです。

それを機に、宇宙に目を向ける学者が増えてきました。この仕組みは地球の自転周期のコピーであると考えられたからです。

私たちのからだには、その他いろいろなリズムが多重に組み込まれていました。その遺伝子レベルでの説明はまだできていませんが、やがて明らかにされていくことだと思います。

シュレーディンガーはすでに五〇年以上も前に、理論物理学の立場からほぼ精確に、生命の仕組みを予測していたのです。

(1)アレクサンダー・チジェフスキーの太陽生物学

シュレーディンガーのこの問いに、まず答えたのが同世代のアレクサンダー・チジェフスキー（一八九七〜一九六四）でした。太陽が生物に与える影響に関して、その研究分野を革新的に開拓した、旧ソビエト連邦の科学者です。チジェフスキーは、強力な太陽風が原因で発生する磁気嵐が、電気障害や時には飛行機事故を引き起こし、作物被害をもたらすことを指摘しました。そして太陽と人との関わりについても、予期せぬ事象を次々と発見していきました。「太陽活動の一一年周期に一致して人々は興奮し、不満を噴出し、反乱を起こし、改革を引き起こしていく」というような、衝撃的な推論を展開していきました。太陽活動は、人の精神状態にも多彩に影響していると論じたのです。

チジェフスキーは、ロシアやインドで猛威を振るったコレラの流行と、太陽黒点の周期的変動との連関を綿密に解析し、病気の広がりについても、それは太陽の意思であると主張しました。

「人は太陽とともに在り、太陽は地球磁場に影響することで、革命・戦争といった社会活動にいたるまで、人の生命《いのち》の営みのすべてをつかさどっている」

これが彼の考えでした。**太陽生物学（ヘリオバイオロジー）**という学問体系です。

宇宙天候の重要性は今では多くの天文学者から注目され、宇宙天気予報まで出される時代になりましたが、その当時はその考えはあまりにも唐突でした。突拍子もないことを言っていると笑われ、だれからも相手にされませんでした。宇宙（グローバル）と地球のある地域（ローカル）を結びつけるという、グローカルな視点に立って展開していった研究の先駆けです。きわめて魅力的な提唱でしたが、いずれもフランス語かロシア語で書かれていたため、彼の革新的な数多くの業績は、世界的にはほとんど知られませんでした。今でも、そうかもしれません。

生命とは何か？　その問いに、チジェフスキーは次のように答えています。

「宇宙のエネルギーは人と、人とともにある生態系に影響し、そこにさまざまな事象を創りだしそれを演出する。生きるとは、その一員としてその作品の一こまを演ずることである。太陽と惑星、空を埋める星雲と星々。宇宙はすべてが一体となって壮大に鼓動し、人は宇宙と一体となって揺らぎ、そして躍動する。すなわち生命とは、宇宙のエネルギーそのものである」と。

(2) ウラジミール・ベルナドスキーのノウアスフェア

チジェフスキーの三〇年ほど先輩にあたる、ウラジミール・ベルナドスキー（一八六三〜一九四五）は、二〇世紀の初頭、モスクワやキエフを中心に隆盛したロシア宇宙論のリーダーです。ロシア宇宙論とは、自然哲学を基盤として、それに宗教と倫理学の要素を組み入れた学問です。人の起源と宇宙、あるいは生命の進化と宇宙との関わりについて議論を展開しました。西洋と東洋の哲学を融合し、さらにそこにキリスト教（ロシア正教）の要素を組み入れた、当時の斬新な科学でした。

ベルナドスキーは、なかでも生物の進化に関して独自の哲理を展開しました。一九二六年、その著書『バイオスフェア（The Biosphere、生物圏）』で、**ノウアスフェア（noosphere、人智圏）**という概念を提唱しています。生物の進化に関しては、さまざまな理論がありますが、その理論はいずれもダーウィンの進化理論が源泉になっています。生存に有利な形質をもつ個体が生き残ってきた、という自然淘汰説です。自然淘汰をもたらす突然変異。そしてその積み重ねから進化が起こる。これがダーウィンの進化論の要約です。しかし、遺伝子レベルで進化が研究されるようになり、ダーウィンの進化論では説明のつかない事がらも明らかになってきました。地球上に多様な生物が生まれてきたことは、ダーウィンの理論では説明ができません。そして環境に適応した有利な形質をもつ遺伝子だけではなく、何の役割も果たしていない遺伝子が見つかっています。

ダーウィンの進化理論は、今、いくつかの修正が求められています。ベルナドスキーはすでにそれを察知していたかのように、人智圏（ノウアスフェア）という概念を提唱しました。太陽系に地球が誕生したとき、それは大地と水と大気からなる**無生物圏（ジオスフェア）**だけでした。そこに生物が誕生し、そして知性を持つ人が生まれたことにより、地球は変わっていったと論じたのです。ベルナドスキーはダーウィンの進化論を発展させ、ダーウィンとは異なる視点から、生命が生きる地球の仕組みを以下のように考えました。

生命の出現が地球全体を新しく描き変えた。大地と水と大気は、生物と互いに影響し合いながら、無生物圏（ジオスフェア）からの転換をもたらし、新しく生態系という**生物圏（バイオスフェア）**をつくりあげていった。そして人が出現するとともに、人々の智慧《ちえ》が生物圏に働きかけ、調和することで進化し、新しく人智圏（ノウアスフェア）が生まれることになったと考えたのです。

「生命と智慧の原理こそが、地球の進化の源流であり、地球は最初からその能力を潜在的に有していた」という地球発達の仮説です。ダーウィンが「種」に注目して進化論を唱えたのに対して、ベルナドスキーは地球に注目し、そこには最初からその萌芽《ほうが》が潜んでいたと考えたのです。

ベルナドスキーはこのノウアスフェア仮説を、別の言葉で次のようにも唱えています。

「地球上のある場所（space）で、人は生命の活動を営んでいる。人とは何か？　それを思うとき、生命の営みの必然性（理由や仕組みなど）を、その場所の特性（すなわち、locally）として理解し、それとともに全体としての地球（すなわち、globally）が、何らかの天の摂理に影響されつつ、揺らいでいることを考えておくべきである。このlocalとglobalの両者（すなわち、glocal）を追求することにより、はじめて、生命の営みの複雑性やその発生の規則性を発見することができる」と。

一方、次のようにも論じています。

「生命とは何か？　それを考えるとき、地域（space）から地球規模、あるいは宇宙までの、多重に広がる空間的構造を想いつつ論じることが肝要である。しかし、時間にはそれがない。時間は是非もなく、場所（space）に連動して変動している」と。

ベルナドスキーは、時間には構造性は存在しえないと考えました。それゆえベルナドスキーのグローカリゼーションは、場所（space）に注目し、その哲理を展開していったところに特徴があります。

（3）フランツ・ハルバーグのクロノスフェア

ベルナドスキーの考えは、私たちが提唱する**グローカリゼーションの医学**に通じます。しかし当時は、まだ哲学の領域にとどまっていました。二一世紀に入って時間生物学研究は格段に進歩しました。その知見を基本としてノウアスフェア仮説を見直してみると、それは今、十分な科学になっています。私は、ミネソタ大学のハルバーグ教授とともに生体リズム研究を、医学の診断や治療の場に応用することを志してきました。

ベルナドスキーは、時間には構造性はないと考えましたが、私たちは、**「時間にも構造がある」**と主張してきました。その中にこそ生命の、生命たる所以《ゆえん》があると考えています。この新しい医学概念を、ゲノミクス・プロテオミクスと呼応しつつ、**クロノミクス**と呼び、クロノミクスの視点からみる医学の重要性を唱え、**クロノスフェア（時間人智圏）**と呼んできました。

ベルナドスキーのノウアスフェアの思想を、時間に重点をおいて発展的に展開し、すべての事象をグローカルな視点でとらえ直すことを求めた医学的哲理です。

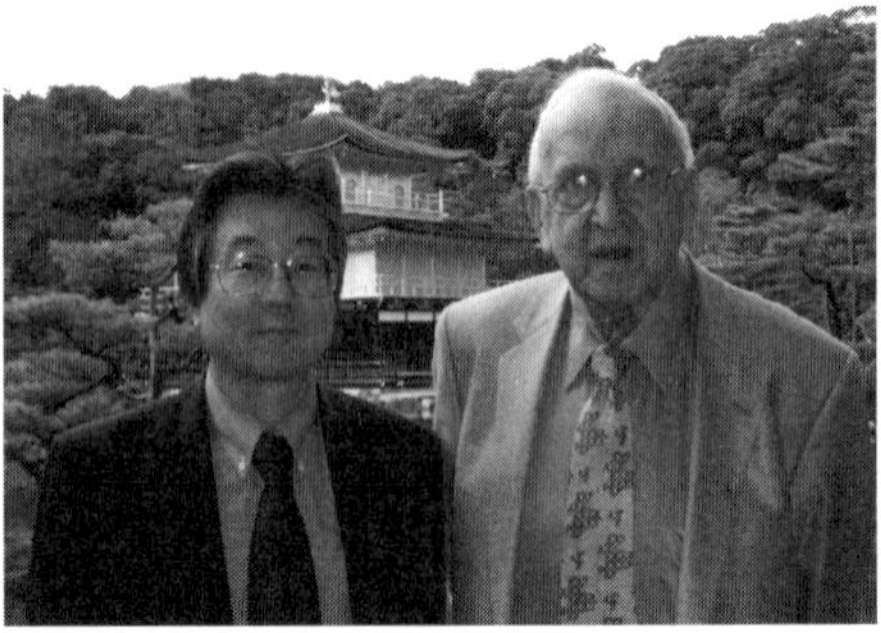

写真１　時間医学を創出したハルバーグ教授と著者

2007年10月16日、湯川秀樹生誕100周年記念シンポジウム「生命とは何か？」に出席し、京都で。

生体時計は約二四時間のリズムをつくりだす時計ですが、その後の研究で、私たちのからだには、二四時間よりも短いリズムもあることがわかってきました。午後一時か二時頃に眠くなる午睡の睡魔は、約一二時間の時計の仕業《しわざ》でした。その他にも、八時間、六時間、一・五時間などのリズムがあります。

なかでも**一・五時間（約九〇分）のリズム**は、二四時間リズムに並ぶ基本のリズムです。一日の二四時間を一六等分し、私たちは九〇分のリズムで生きています。夜の眠りも九〇分ごとに軽く目が覚めます。あるいはその整数倍の周期でトイレに起きます。昼間の生活でも、ちょっとのどが渇いて水を飲む。口寂しくなって菓子をつまむ。いずれも不思議にほぼ九〇分の周期です。勉強するのも九〇分が目安で、それ以上続けても頭の回転の効率は落ちてしまいます。このように日常生活の折り目には、九〇分のリズムと切っても切り離せないような関係がみられます。

あるいは、瀕死の状態で集中治療室に入院したときですら、からだから出てくる生命を鼓舞するためのホルモンに、九〇分のリズムが観察されました。一般に、病気になると、脈拍や血圧などの生命現象のサーカディアンリズムが弱くなり、九〇分のリズムが強くなってきます。ですから、九〇分リズムとサーカディアンのリズム比は、「健康の質」を表す指標といえるのかもしれません。

人をはじめとする地球上の生命には、地球の自転のリズム、月や木星、太陽などのリズムが、すべて多重に宿っていました。そして人は、その調べをまるで交響曲のように調和させ、繰り返し再演していたのです。

脳波のリズム（〇・一秒周期）や心電図のリズム（一秒周期）から、九〇分、八時間、一二時間のリズムなど、二四時間よりも短いリズム。そして三・五日や一週間から、一カ月、六カ月、一年、〇・四年や一・三年のリズム、一〇・五年や二一年のリズム、一〇〇年や五〇〇年のリズムなど、二四時間よりも長いリズム。私たちのからだには、多種多様の時計があり、互いに美しく調和してそれぞれが輝いています。

生命《いのち》と生態系・地球・宇宙は、繊細連綿たる相互連関で結ばれることで、多重の時間構造を造りだしています。

「生命とは何か？」

「それは、大自然が奏《かな》でる多重のリズムを、生命《いのち》の中で再演するシンフォニーである」

これがシュレーディンガーへの私たちの回答です。

私たちはどこから来たのか

ある人は、生命は偶然の化学反応によって生じたと考えました。たしかにいろいろと工夫して種々の刺激を加味することでアミノ酸を合成することはできます。

しかし、時間と偶然と自然が作用し合うことで、はたして生命は誕生するでしょうか？　物質や分子は、自己組織化して暗号をつくるという知性を持ち合わせていません。DNAには複雑な暗号が、コンパクトに貯蔵されています。そこまではつくりだせない、決して生じえないだろうと考えるのが、多くの科学者の認識でしょう。外部の何かがそれを入力したとしか考えられないように思われます。

もう一つの考えは、最初の生命は、宇宙からやってきたとする説です。

生命の起源は地球本来のものではなく、惑星についているウイルスのような生命の芽胞《がほう》が、宇宙空間を飛来して地球に落ち、地球に生物が誕生したとの推測です。DNAの二重らせん構造を発見したフランシス・クリック（一九一六～二〇〇四）は、この宇宙からの飛来説を支持しています。宇宙には多数のアミノ酸分子がありますが、生命のもとになるのはL型（左回り）のアミノ酸配列です。宇宙放射線を浴びることでそれがL型になることも、この説の妥当性を支持しています。

最近は、地球が誕生する以前から、生命誕生につながる化学的なプロセスが、恒星や惑星をも生み出す巨大なガス雲の中で始まっていたという仮説が注目されています。生命誕生に関わるプロセスは特別な環境下で引き起こされるのではなく、宇宙的規模でたえず進行している可能性がある、という考え方です。

生命は、いつ、どこで、いかにして誕生したのか？　それはいまだ謎の中の謎です。

私たちはなぜここにいるのか

「私たちはなぜここにいるのか？」

私は、これまで幾たびもこの問いを自問し、絶句してきました。

ミネソタ大学のハルバーグ教授とともにそれを問い続け、クロノスフェアを実感するようになりました。今は次のように答えることができます。

「『こころ』という働きを獲得したゆえに、人は今ここにいる」と。

他の生物との違いは、「こころ」にあります。こころを獲得したことで、人の世界はノウアスフェアへと進化し、クロノスフェアを獲得しました。

クロノスフェアを論ずるとき、こころを忘れることはできません。ここで少し、こころという働きを眺めてみたいと思います。人のからだは、おおよそ六〇兆個の細胞から成り立っています。しかし、その一つ一つの細胞に、こころはありません。たとえそれが脳の神経細胞であっても同じです。こころという働きは、細胞と細胞がネットワークをつくることではじめて生まれ出てくるものだからです。細胞と個体との違いがここにあります。

たとえ細胞が死んだとしても、人という個体は死にません。こころもきちんと残ります。たとえば腸の粘膜細胞は、一日か二日で死んでしまいます。また、からだの隅々まで酸素を運ぶ細胞、赤血球の寿命はおおよそ一二〇日です。このように人のからだの中では、その一部を構成する細胞は、短い期間で次々に死を迎えています。細胞が死ぬということと、人の死とは別のものなのです。

数多くの細胞が互いに声をかけ合いながら、時間という手段を軸にして、新しい働きをつくりだしていきます。それがリズムとこころです。そこに人の人たる所以があります。

人のこころにはいろいろな要素が複雑に包み込まれています。幸せとか不安といった情動的側面を表す言葉というにとどまらず、善か悪かの判断などの道徳的感情が刻まれていますし、情報処理の能力といった知能が含まれます。子どもから大人へ、こころの働きは成長とともに博通していきます。そして数千年の時の流れとともに、規則性と複雑性の側面を創出し、まるで別もののように進化してきました。これがクロノスフェアです。

木下清一郎（前述）は、『こころの起源』の中で、記憶を持つことで過去と現在の照合が可能となり、時間と空間を獲得することで進化したと考えました。記憶と時間とを結びつけ、議論を展開していくところにこの著書の妙があります。リズムと複雑性の詳細には論及していませんが、こころこそ人の人たる所以であり、それは時間の仕組みを活用することで新しく進化したと提唱するクロノスフェアのイデアに通じるものです。その一面を、記憶をキーワードにクローズアップし生命の意味論を論じた、たいへん興味深い論考です。

一方、人以外の動物にも、こころのような働きがあります。たとえばペットは、人と楽しいひとときを共有することができます。動物が人との愛情を共感するというこの働きは、あるいはこころの一つといえるのかもしれません。

さて、細胞からこころをみることを志している人がいます。理化学研究所の脳科学総合研究センターの内匠透《たくみとおる》博士です。精神行動に異状を起こす候補となる遺伝子を探索していこうというのです。人とのコミュニケーションができない自閉症という病気があります。内匠博士はそれが染色体異常で起きることを解明しました。遺伝子がこころの病気の原因であったことは驚きでした。あるいは人の多様性やこころの病が、遺伝子一つで決まるというようなことになってしまうのでしょうか？　その謎に迫る内匠博士のアプローチは魅力的です。

そしてどこへ行くのか

さて冒頭に紹介した、ローマの哲学者キケロを思い起こしてください。紀元前一世紀に生きたキケロの死生観は、宇宙論とでもいうものでした。

死とは自然（すなわち、神）の意思であり、人の魂は永遠である。

「人は死して星になる」と考えました。欧州の人々は、その後もこの思いを胸の奥にしまっていたのでしょうか。一八四八年に発表された、アンデルセンの童話『マッチ売りの少女』に、同様の思いが切なく謳《うた》われています。

年の瀬も押し迫った大晦日の夜、小さな少女が、寒空の下でマッチを売っていました。マッチが売れなければ父親に叱られる。全部売れるまでは、家には帰れないのです。夜も更けてきました。あまりの寒さに、少女は少しでも自分を暖めようとマッチに火をつけました。マッチの炎とともに暖かい暖炉と、暖かい部屋が浮かんできました。炎が消えるとともに、その幻影も消えてしまいました。流れ星が流れました。少女は大好きな祖母が、「流れ星は、消えようとしている誰かの命なんだよ」と言っていたのを思い出します。次のマッチに火をつけると、その祖母が現れました。大好きな祖母。マッチの火とともにその姿が消えてしまうのを恐れた少女は、次々にマッチに火をつけていきます。すると祖母の姿は明るい光に包まれました。そして少女を優しく抱きしめ、天国へと昇っていったのです。新しい年を迎えた翌朝、少女はマッチの燃えかすを抱えて、幸せそうに微笑みながら死んでいました。

この童話には、その当時のデンマークの人々の死への思いが、切々と盛り込まれています。ハンス・クリスチャン・アンデルセン（一八〇五～一八七五）は、死ぬ以外に幸せになる術《すべ》をもたない貧しい人々の嘆きを、童話を通して社会に訴え続けました。その切ない思いは、

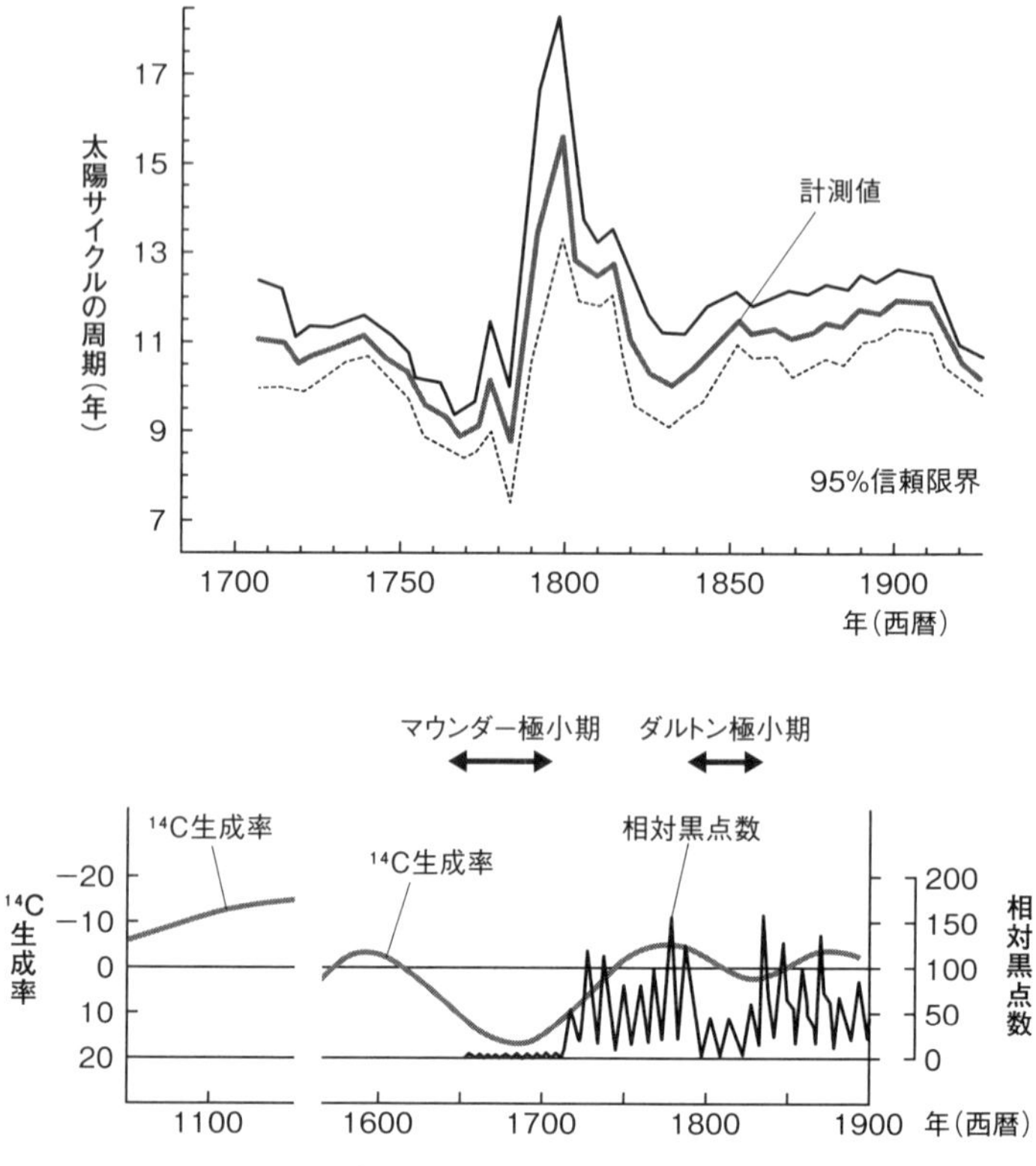

図1　太陽黒点数の推移と、アンデルセンが過ごした青春時代に現れた太陽周期の異変

アンデルセンが過ごした青春時代は、ダルトン極小期（1790〜1830年）と呼ばれる寒冷期でした。このときの太陽活動には大きな異変が現れ、太陽黒点数が減少しただけではなく、太陽周期が16年にまで延びた時代でもありました（上図）。

今の日本人のこころにも強く語りかけてきます。

アンデルセンが過ごした青春時代。当時の欧州の気候は、寒冷期でした。一六四五年から一七一五年くらいまでの七〇年間は、太陽の黒点はほぼ消えてしまい、**マウンダー極小期**と呼ばれています。アンデルセンの時代も、太陽活動の極小期に相当し、**ダルトン極小期**（一七九〇〜一八三〇年）と呼ばれています（図1）。マウンダー極小期からダルトン極小期にあたる時代は、ひどい寒波が長く続いたので小氷河期とも呼ばれ、テムズ川の水が凍ったことで有名です。太陽活動が人にどのような影響を及ぼすのか、これまで学際的な立場から多くの学者により議論されてきました。太陽活動が弱まることで太陽が放出する熱の量が不足すると、植物の生育環境が悪くなり農業生産量が減少すると考えられています。

貧しい靴屋に生まれたアンデルセンは、小氷河期の寒さのなかで、貧しい人々の一人として少年期を送りました。その思いを数々の童話に託し書き下ろしていったのだと思います。その夢の世界に、彼、独特の死生観をみることができます。人の魂は永遠であり、人は死して星になる、死ぬことで幸福が得られる、と考えたのです。

さて、日本人はどのような死生観をもっていたのでしょう。『万葉集』に万葉人の思いを読むことができます。『万葉集』には多くの挽歌が収められています。そのはとんどに共通する信仰は、「死んだ人の魂は必ず高いところに宿る」というものです。日本には、山がある。その山の頂上の梢《こずえ》に、死者の魂が宿ると考えてきたようです。

隠口《こもりく》の　泊瀬《はつせ》の山の　山の際《ま》に
いさよふ雲は　妹《いも》にかもあらむ（柿本人麻呂　巻三-四二八）

万葉の人々は、残った遺体は魂の抜け殻に等しいと考えました。火葬にするも鳥葬にするも然《しか》り、というのが基本的な考えだったようです。縄文の時代から信じられてきたこの観念を、山折哲雄は、**「霊肉二元論」**と称しています。古代日本にみる日本人の信仰は、霊肉二元の考えをもとに、梢に宿る死者の魂を懐かしむというかたちで、不老長寿への思いを募らせていたことが伝わってきます。

万葉の時代も寒冷期でした。年輪の炭素同位元素の測定から、太陽活動の推移を測定した研究があります。地球に入射する銀河宇宙線は、太陽活動が活発なときは強い太陽風に遮られて減少します。そのため大気中の炭素同位元素の生成量が減少し、光合成で植物にとりこまれるその量が少なくなります。その研究では屋久杉の年輪試料から、年輪を一年ごとにはぎ取り、その測定結果から五六一〜八〇一年頃の、宇宙線の変動を推定しました。七〇〇年頃にそれは最大となっていました。すなわち、この時期は太陽活動が弱く、地球に入射する宇宙線量が多かったことを表しています。それは万葉寒冷期と呼ばれる寒冷期に一致していました。

アンデルセンが小氷河期に、人は死して星になると想像したように、万葉人も万葉寒冷期に、魂は空高く、山の上の木の梢に宿ると考えたのです。その共通項には、何か大自然（神）の意思が感じられます。

2　宇宙と生命はどう関わっているのか

地球生態系に影響する太陽活動の周期

二〇〇八年から翌年にかけて太陽黒点が消え、もしや小氷河期の到来かと危惧されました。一カ月も黒点が現れなかったのは一九一三年以来のことで、一〇〇年ぶりのことだったからです。

私たちは日差しにあふれ、水の豊かな明るい地球に住んでいます。しかし、夜空を彩る無数の星も、暗闇の中でだけ輝きます。地球をとりまく大気の薄いカーテンのすぐ向こうには、暗く冷たい宇宙空間が果てしなく広がっているのです。

私たちの住所は、宇宙の住所録でいうなら、乙女座超銀河団・銀河系オリオン腕《わん》・太陽系・地球・日本ということになります。

太陽は一億五〇〇〇万キロ離れたところにあり、直径でいうと地球の一〇九倍という巨大な熱の塊です。地球がS極とN極をもつ磁石であるように、太陽も巨大な磁石の性質をもっています。その磁場はきわめて強く、黒点、コロナ、プロミネンス、フレア、コロナ質量放出などの現象すべてに関係しています。

太陽フレアは、太陽表面の一点が突然強く光る現象です。こぼれたガソリンが燃えるように、数分間、激しく燃え盛り、その後ゆらゆらと三〇分ほど燃え続けます。ごく瞬間的な輝きのようですが、そのエネルギーは想像を絶するほどに大きいものです。

六〇〇〇年前に地球を襲った巨大隕石は、直径約九キロの鉄が、時速七万二〇〇〇キロのスピードで衝突したに等しいと推測されていますが、恐竜を滅亡に追いやったほどの衝撃でさえ、一発の太陽フレアの威力の一〇〇〇分の一にすぎません。

太陽プロミネンスは、太陽から空高く伸びた雲のように見える現象です。太陽活動が活発になると、普通に見られるようになります。先ほどのフレアが鉄砲なら、プロミネンスは大砲に相当するほどのエネルギー量です。

太陽活動の中で最大の活動現象は、**コロナ質量放出**（CME）です。フレア、プロミネンスに比べれば、CMEはミサイルにたとえられます。太陽風のプラズマ流を加速して磁気嵐を引き起こし、地球にもさまざまな影響を及ぼします。

これらの太陽活動は一定ではなく、リズミカルに揺らいでいます。よく知られているのが黒点で、**一〇・五年の周期（シュワーベ周期）**と、**二二年の周期（ヘイル周期）**です。そのほか五五年、七七年などの長いリズムがあります。

太陽活動は、人間とそれをとりまく生態系に大きく影響してきました。

気象計測計が、十数キロ上空に打ち上げられ、約四〇年間の北半球の気温が計測されました。気温には明瞭な一〇・五年周期がみられ、それは太陽活動が極大の年に、高くなっていました。海面付近の海水温にも、太陽周期に一致した周期的変動がみいだされました。

樹木は、気候の影響を受けて成長します。米国カリフォルニアに生育した、樹齢二〇〇〇年を超えるセコイアの年輪をクロノミクス解析（前述）してみると、そこにもそれが刻み込まれていました。

セコイアの巨木の年輪には、そのほか約一〇〇年と約五〇〇年という、長期の周期性が刻印されていました。詳細は前著『病気にならないための時間医学』に述べているので省きますが、自然界や生態系、あるいは文化のリズムには、約五〇〇年のリズムがあります。氷河期はもちろん、ルネッサンスやペストの大流行など、いずれも太陽の周期性変動に影響されつつ、栄枯盛衰《えいこせいすい》を繰り返してきたように思われます。

このように太陽活動は、地球のいろいろな生態系に影響し、そのリズムをそこに精確に刻み込んでいます。

太陽黒点の数と疾病の関係

太陽は、風と雲を使って、地上と大気との間にある空気と水を循環させ、海に海流をもたらし、気象を動かします。太陽が地球生態系にいろいろなリズムをつくることは、古代の科学者も、何となく気がついていたようです。

アイルランドの作家スウィフトは、太陽と人との関わりを一七二六年に小説『ガリバー旅行記』の中で描いています。

ガリバーが訪れる「空飛ぶ国ラピュータ」は、強力な磁石の原理で空を自在に移動します。哲学者や天文学者は望遠鏡で毎日太陽を観察していましたが、太陽の表面がたくさんの黒い点で覆われていることが心配でした。十分な熱と光がなくなってしまえば、この国は滅んでしまうかもしれない、というのです（図2）。

ラピュータに搾取されるバルニバービ国の貴族や農民は何度も反乱を起こしましたが、容赦なく鎮圧されてしまう。ラピュータ国は、都市の反乱には上空から投石し、街ごと押し潰

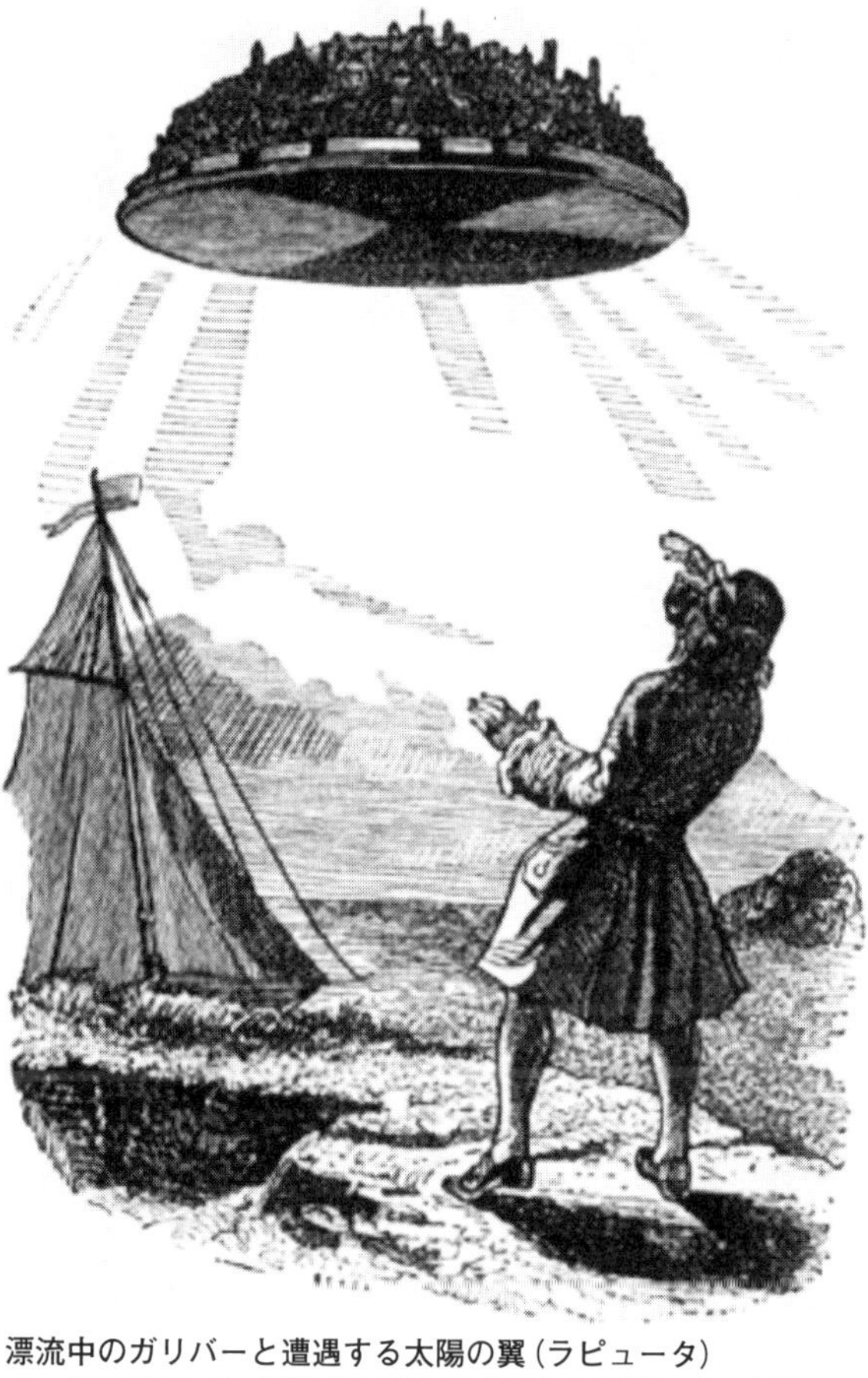

図２　漂流中のガリバーと遭遇する太陽の翼（ラピュータ）
『ガリバー旅行記』には、哲学者と天文学者が住む伝説の島、空飛ぶラピュータが出てきます。非常によくできた望遠鏡を備えていて、天空で起こる出来事を、年中、観測しています。太陽の顔がたくさんの黒い点で覆われてしまって、熱と光が届かなくなるのではないかと悩んでいます。
ジョナサン・スウィフト（1667～1745）が生きた時代、太陽黒点が異常に減っていました。その異変にこころを奪われたスウィフトは、太陽にまつわる架空のエピソードを『ガリバー旅行記』に書き加えたものと推測されます。

し、農村の反乱には、太陽の光を遮り、雨を絶って農作物に被害を加え、飢餓と病をもたらしました。

――これは当時のイギリスによるアイルランド搾取を風刺したものですが、一方では、農業をはじめ太陽が及ぼす生態系への影響を描いています。太陽活動が政治経済、あるいは病気にまで関わっていることを一八世紀に描いていることに驚きます。

先述しましたが、旧ソ連の宇宙科学者で、太陽が生物に与える影響に関する研究分野の開拓者、チジェフスキーは、強力な太陽風がもとで発生する磁気嵐が、電気障害や作物への被害をもたらすことを指摘しました。

人間との関わりについても、「太陽活動の一〇・五年周期に一致して人々は興奮し、不満を噴出し、反乱を起こし、改革を引き起こしていく」と、太陽活動が人の精神状態にも影響していると論じました。

この他、ロシアやインドで猛威を振るったコレラと太陽黒点の周期的変動との連関を詳しく解析し、「人は太陽とともにあり、太陽は地球磁場に影響することで、革命・戦争といった社会活動に至るまで、人の生命の営みのすべてをつかさどっている」という独自の主張を展開しました。

しかし、太陽生物学（ヘリオバイオロジー）という彼の考えは一九三〇年当時、あまりにも突飛に思われ、ほとんど相手にされませんでした。

この考えを受け継ぎ、科学的に展開していったのがハルバーグ教授（前出）です。一九九五年、ハルバーグらは、太陽の黒点数の変化と疾病《しっぺい》などの関係を詳しく検討しました。その結果、心臓病の発症や急死、脳卒中に一年のリズム、約三カ月のリズム、七日のリズムがみられること、そのリズムが惑星間の磁場の変化にきわめて強く関連していることをつきとめました。

太陽は、強力な放射線や電磁波を太陽活動のリズムに合わせて地球に送っています。その一つ、強力な電磁波が地球を取り囲む地磁場と衝突し、地上一〇〇キロあたりの大気を発光させるのがオーロラ現象です（図3）。

オーロラが観察されると、血圧はその直前に高くなり、出現とともに下降し、結果として、オーロラが出た翌日に心筋梗塞が多く発症していたのです。

今では宇宙天気予報まで出される時代です。宇宙（グローバル）と、生命《いのち》の営み（ローカル）との連関が、宇宙科学と分子生物学の世界から、解読することができることになりました。私たちはこの新しい医学を、**クロノアストロバイオロジー（時間宇宙生物学）**と呼んでいます。新しい視点で眺めることで、「生命とは何か？」が、明らかにされるのではないか

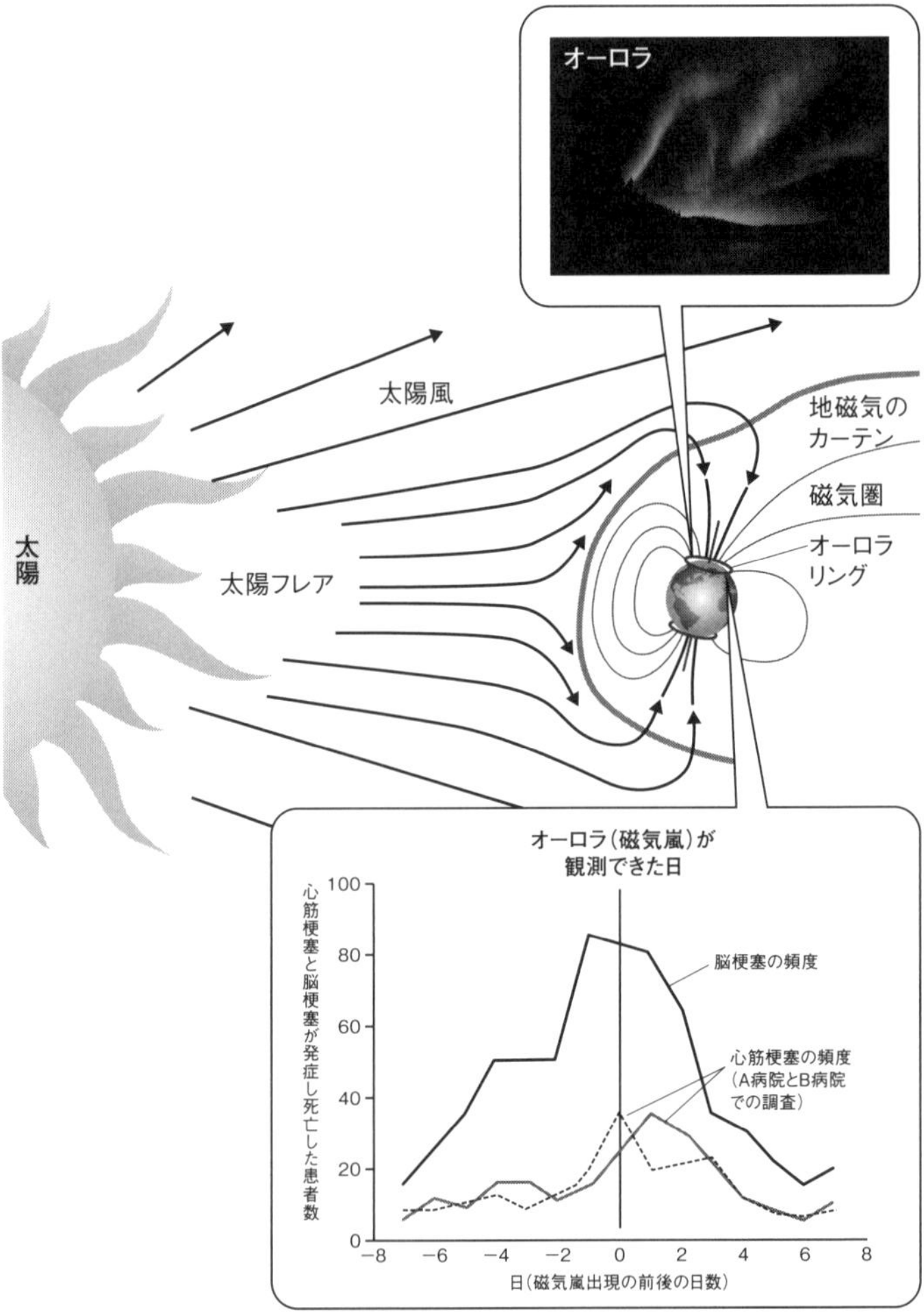

図3　太陽活動と地球

太陽活動が活発になったとき、地球の表面には磁気嵐が現れ、美しいオーロラが舞う。女神オーロラの舞いに惑わされてか、心筋梗塞と脳梗塞の発症頻度が増え、死亡する人数が増える(折れ線図)。

と期待しています。

宇宙のリズムと生態系のリズム

これまで人の生命《いのち》のリズムに映る宇宙の影について、さまざまな観点から紹介してきました。

生命活動のリズムには、その他にも数多くのリズムがあります。たとえば、カラフトマスには二年の繁殖リズムがあります。一七年（または、一三年）周期で羽化し繁殖する周期ゼミは、アメリカ大陸に生息し、幼虫で一七年間（または、一三年間）地中で過ごしたのち、いっせいに羽化して、繁殖します。

日本人に馴染みの深い竹には、数十年をかけて栄養を摂り、成長した後にいっせいに開花し、そして枯死するという、奇妙な生態のリズムがあります。そのためか、日本では古くから、「竹が咲くと不吉なことが起きる」と言い伝えられてきました。

開花のリズムは、竹の種類によって異なります。北東インドに生息する、メロカンナという竹の開花は、一八一五年、一八六三年、一九一一年、一九五九年、二〇〇七年でしたので、約四八年のリズムです。一方、日本の竹は、モウソウチクには六八年、マダケには一二〇年のリズムがみられます。

このように地球上の生物は、地球と月と太陽に限らず、惑星や宇宙がもたらすさまざまな周期現象に適応して、いろいろな生態系をかたちづくり、特徴のあるリズムを身につけてきました。サーカディアンリズムの仕組みは、今、解明されていますが、その仕組みの詳細は、まだ闇の中です。

金星が導いた立体曼荼羅の時空

私が生まれ育った地は、四国の北部に位置し、西日本を横断する「中央構造線」が走っています。九州中部から四国の松山・吉野川、紀伊半島の紀ノ川を通り、さらに愛知県の知多半島を通って本州中央部の諏訪湖に達する活断層です。

フォッサマグナへと延びるこの長い活断層は、不気味で、いかにも神秘的です。そして地球の息吹《いぶき》を映しつつ、あたかも母胎のように、さまざまな偉人を育んできました。

瀬戸内海に浮かぶ鬼神の島、大三島《おおみしま》の三嶋神社に伝わる、鶴姫（一五二六〜一五四三）伝説もその一つです。神官の子として生まれた鶴姫は、島民を守るために一六歳で水軍を率いて立ち上がります。苦境の中で連戦し、日本のジャンヌ・ダルクと称されています。ともに戦った恋人の死を追うように一八歳で入水《じゅすい》して果てますが、そのとき海は荒れ、海水が竜巻のようになって、天までとどいたと言われています。

そのときの辞世の句、「わが恋は　三嶋の浦の　うつせ貝　むなしくなりて　名をぞわづらふ」は、神として生まれ、人として恋したその姿に、ギリシャ神話の女神のような哀れが漂います。鶴姫の末裔《まつえい》には、『坂の上の雲』に登場する秋山兄弟や、正岡子規（一八六七～一九〇二）がいます。

明けの明星が口中に飛び込み、悟りを開いたと伝えられる伝説の偉人、空海も、中央構造線に生まれ活躍した一人です。神話的な人物として語り伝えられている空海は、宝亀《ほうき》五年（七七四）六月一五日に、四国の中央構造線上の町、私の故郷に近い香川県善通寺市あたりに生まれました。

延暦一二年（七九三）、一九歳のとき空海は、当時、地の果てともいわれていた室戸岬の海岸の洞窟の中で、宇宙と自然と一体となって、念仏三昧《ざんまい》の日々を送っていました。ある朝のこと、空海は不思議な体験をします。金星が口の中に飛び込んできたかと思うと、虚空蔵《こくうぞう》菩薩《ぼさつ》が現れて、あたり一帯を明るく照らしました。何かを教えたのでしょうか。「空海はそのとき悟りを開いた」と伝えられています。

この時代は、繰り返し数々の異常気象が訪れた、気候変動の時空でした。七三三年頃まで寒冷期であった万葉の時代は、東大寺大仏が開眼した七五二年頃から高温期に移り、気候は急速に温暖化していきました（大仏温暖期という）。七八〇年頃、当時の天皇桓武は長岡京の造営にとりかかります。しかし、猛暑が西日本を襲い、旱魃《かんばつ》の被害があいつぎました。台風が次々に襲来し、豪雨の回数が急増。長岡京の中心部は桂川と小畑《おばた》川が合流する地帯で、洪水が頻発。長岡京は造営開始からわずか一〇年で廃都となってしまいました。

空海は、大仏温暖期の時代に、風水害が頻発した西日本の讃岐と京で、多感な青春時代を送ったことになります。くしくもこの時期は、インドの仏僧パドマ・サンバヴァがチベットに仏教を伝来し（七六〇年頃）、ラマ教を創始した時期にあたります。唐では善無畏《ぜんむい》（六三七～七三五）と金剛智《こんごうち》（六六九～七四一）が、密教をインドからもたらし、一行《いちぎょう》（六八三～七二七）と不空《ふくう》（七〇五～七七四）がそれを中国に定着させました。空海は、不空が没した年に生まれたため、不空の生まれ変わりであるとの伝説があります。

七九二年、一八歳のとき、神童と呼ばれていた空海は、四国の讃岐から奈良の都、平城京に出て大学に入ります。讃岐の豪族の子に生まれ、その英才ぶりから将来の立身出世を嘱《しょく》望《ぼう》され、本人もそれを夢見て野望に燃え、最高学府に学んだのでした。そして『詩経』や『書経』などの、中国儒教の代表的典籍を、熱心に修学していきました。しかし、儒教に何かもの足りなさを感じた空海は、上京して数年後、突然大学を中退しました。栄達の道から離れてしまったのです。山林修行者の群れに身を投じ、山中で大自然と一体となって修行する道を志しました。

八〇四年七月。三一歳の空海は遣唐使の一員として唐に渡ります。そこで密教を学び、密教の継承者となりました。空海は、密教こそ民衆を救うための学問であると悟り、帰国します。自らが大自然の中で一体化することで、変動する時代の中で悩み苦しむ人々を救うことができると考えました。空海はついに真言密教に巡り会い、帰国後、日本でそれを完成していったのです。

室戸岬の洞窟で悟りを得て以来、宇宙と自然と一体となることで生命の意味がわかると考えました。唐から持ち帰った哲理には、その意思が如実に反映されています。三筆とも称された空海が、文書（デジタル）としてではなく曼陀羅《まんだら》そのもの（アナログ）を、数多く持ち帰ったところに、空海の深い意図が表れています。

空海は、曼荼羅に多次元の空間概念を組み込み、立体曼陀羅を創出しました。それはまさに、「宇宙そのもの」を表す密教の教えでした。「金剛界大日如来」を中心に二一尊の如来・菩薩・明王《みょうおう》・天部《てんぶ》などを須弥檀《しゅみだん》に登場させ、その空間を宇宙の世界のごとくに具現しました。密教の理念は、デジタルでは描きえなかったのです。空海が迷いさまよい、そして悟りえた極意。生きることの意味への回答。それが立体曼陀羅でした。

空海の唱えた真言密教は、時空を超えた聖なるもの、生死によって識別される物質的な生命を超えて、時空に限定されずに遍在する大いなる生命を習得することに真髄があります。その感覚的・直感的把握を意図して、絵図として表現するものが曼荼羅です。すなわち、曼荼羅とは、人の感覚を超えて、聖なる宇宙と大自然と人々の心のつながりを表す密教美術の代表です。

3 科学の限界

宇宙の大部分について、人間は知らない

私たちは、まだ知らないことばかりです。二〇一一年八月の米オンライン科学誌「プロス・バイオロジー」(PLoS Biology 2011; 9（8）: e1001127）の研究グループは、地球上には八七〇〇万種以上の生物が存在すると報告しました。しかし、そのうち私たちが知っている生物種は、わずかに動物で九五万種、植物で二一万種、菌類で四万種くらいにしかすぎません。**陸の生物の約八六%、海の生物の約九一%がまだ見つかっていない。**つまり、人間の知識はまだまだ知らないことだらけです。

医療の現場では、病気の原因をいろいろと理屈をこねて探し求めていきますが、未知の病原体がこのようにあまた存在しているわけですから、正確な診断ができているなどと過信す

何も知らない
全体の10%知っている
すべてを知っている

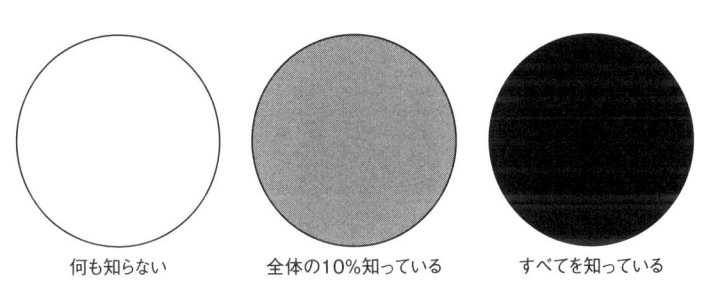

図4　私たちが知っている知識のレベルは？

私たちは、まだ知らないことばかりです。この図は私たちの知識のレベルを白黒の濃淡図で表したものです。中央の淡い色合いが、今の私たちの知識のレベルです。

国際宇宙ステーションに人が住むまでに、私たちの科学は大きく進歩しました。これほどに進歩すると、私たちは今、何でも知っていると思いがちです。しかし今でも私たちはまだまだ知らないことだらけなのです。

地球上には870万種以上の生物が存在するとされていますが、そのうち私たちが知っている生物種は、わずかに10%足らずです。地球から宇宙に目を転じても、宇宙の中身のうち、目に見え、肌に感じる物質はわずか４%にすぎないのです。宇宙の大部分は目にも見えず五感に響かない。そんな何かで構成されています。

ることは、傲慢ではないかと思うことがあります。

　地球から宇宙に目を転じても、人の知識があまりにも少ないことに愕然とします。宇宙の中身のうち、目に見え、肌に感じる物質はわずか四%にすぎないのです。

　宇宙の大部分は目にも見えず、五感に響かない。そんな何かで構成されています。光を発しない暗黒物質（ダークマター）が二三%で、五感に響かない暗黒エネルギー（ダークエネルギー）が残りの七三%を占めているというのですから、宇宙の大部分について、人間は知らないのです。

　それほどに希薄な知識で、生命とは

何か？　生命はどこから来たのか？　などを論じること自体、無理があるようにも思われます。わからないと懊悩《おうのう》すること自体が、それ自身なんとも傲慢な振る舞いのように思われます。それでも先人《ひと》は、それに魅かれ、我を忘れて未知の世界を探し求めてきました。

生命誕生の謎はいまだに謎であり、それを正確に解明するには人間はまだあまりに無知であることを知っておかなくてはなりません。

第三章

生体時計が時間と寿命を支配する

この四〇年余り、生命科学は進歩しました。生体時計が発見されたのが一九七二年です。以来、生命《いのち》とこころをみる科学の進歩はすさまじく、これまでは占星術の世界と相手にされなかった**宇宙時間生物学（クロノアストロバイオロジー）**が、堂々と脳科学の花形として科学論文で議論されるようになりました。分子から宇宙まで、人をグローカルにみることに、この新しい科学の真髄があります。そこでこの章ではその知識をもとに、時間の視点から、健康・病気・寿命を論じたいと思います。

1　時間と生体時計

生体時計のありかの発見

夜になると眠くなり、朝が来ると目が覚めます。それもだいたい同じ時刻です。私たちは、それを毎日、規則正しく繰り返しています。まるで、二四時間の時計があるようです。それを私たちは、**生体時計**（あるいは、体内時計とか生物時計）と呼んでいます。

生体時計が最初に発見されたのは、一九五八年です。一八世紀、フランスの天文学者であったド・メラン（一六七八〜一七七一）は、マメ科のオジギソウの葉が暗黒の中でも昼の時間には昼夜の明暗条件と同じように、何日も繰り返し葉を開くことを観察し、何か時計のような仕組みがあるにちがいないと想像していました。進化論の提唱者であるチャールズ・ダーウィン（一八〇九〜一八八二）も、葉の就眠運動に強い関心を示しました。八六属の植物を観察し、息子フランシスとともに『植物の運動力』という書物を著し、マメ科以外の植物にも就眠運動がみられることを記載しています。しかし、ド・メランもダーウィンも生物学者ではなかったので、何か時計のような仕組みがあるにちがいないと想像はされたものの、この発見はしばらく埋もれたままになってしまいました。

南ドイツにあるチュービンゲン大学の植物学教授、エルヴィン・ビュニング（一九〇六〜一九九〇）は、それを生体時計の仕業《しわざ》であるにちがいないと考え、次のような実験を行ってみました。明期の照度を二〇〇〇ルクスから〇・六ルクスまで下げましたが、それでも植物は光を感知しました。考えてみれば、満月の明るさは〇・二ルクスです。それを避けるためには、〇・二ルクスよりも暗くしなければならない。そこで〇・〇五ルクスにまで下げてみました。そこではじめて植物は、光を感知しなくなりました。夜に葉が垂れる理由は、月の光を避けるためだったのです。これが生体時計の最初の発見でした。

ビュニングはこのリズムがゴキブリやラットの活動量にもみられることを確認し、一九六〇年に米国のコールド・スプリング・ハーバーで開催された「生体時計に関する世界ではじめての国際シンポジウム」で、地球の自転に対する生物の適応であると発表しています。

地球に生きる生物はみな、太陽光を利用した時計をもっています。

たとえば植物の時計を考えてみましょう。植物にとっては、太陽光を利用する光合成が唯一の栄養源です。生長し、花を開き、実をつけて、生き延びていくためには太陽光が必須です。そのために夜明けが近づくのを予知し、夜明け前からその準備を始めておくのです。そして光が射し始めるや否や、光合成を開始します。一筋の太陽光をも逃すまいと、時計にはいろいろな工夫が施されています。青を感知する受容器、緑を感知する受容器、赤を感知する受容器など、どのような光でも受光できるように数多くの種類の時計をつくりあげました。植物は地中に根をはっています。どんなに寒くても、大風が吹いても、雷が鳴ってもそこを動くことはできません。植物にとって夜明けを予知し、エネルギー源となる光を有効に使う工夫こそ、死活問題なのです。小動物や昆虫も、生き延びていくための術《すべ》として、太陽光を利用しています。夜間など外敵の少ない時間帯を感知し、その時刻を的確に選んで行動することが必要だからです。

生体時計をもたない生物は、少なくとも地球上にはいません。あるいは、この生体時計を獲得しえなかった生命体は、地球上から滅亡していったと言えるのかもしれません。地球にすみ、生き延びていくためには、それほどこの生体リズムが必要なのです。

数十億年をかけて、やっと獲得した生体時計です。

それを壊さないようにしなければなりません。

では、この生体時計の仕組みにはどのような工夫がなされているのでしょう？

その前に少し考えてみましょう。生体時計はどこにあるのか？

一九七二年、米国の二つの研究グループがほぼ同時に、哺乳動物の生体時計のありかを発見しました。それは脳にありました。脳の視床下部という細胞集団の中にある、**視交叉上《しこうさじょう》核《かく》という神経核**が生体時計でした。この場所を壊すと、サーカディアンリズムが消え、そのあと視交叉上核を移植するとサーカディアンリズムが回復したのです。

人の生体時計は二五時間

さて、生体時計を壊さないようにするため、時を刻む仕組みにはどのような工夫がなされているのでしょう？

人のリズムは、地球の自転のリズムよりも一時間ほど長く、約二五時間のリズムを奏《かな》でていました。真っ暗闇の洞窟で生活すると、人のリズムはどうなるのであろう？　そのような思いつきから始められた実験です。太陽光のまったく届かない、時刻を知る手掛かりのない洞窟の中などで生活しても、からだのリズムはなくなりませんでした。ほぼ同じリズムでの生活が繰り返されたのです。正確にはリズムのテンポは少し遅くなり、からだのリズムと地球のリズムは少しずつ離れていきました。地球の自転よりも一時間長い**約二五時間のリズム**で、体内時刻が刻まれていたのです。

ミネソタ大学のハルバーグ教授は、地球の自転と一時間ずれた内因性のリズムを**「サーカディアンリズム」**と名づけました。サーカとはラテン語で「概《おおよ》そ」、同じくディアンは「一日」のことです。

この一時間のずれを調整するには、人は毎朝まばゆいほどの太陽光を浴びることが必要です。なかでも**青色の光の働き**が強力といわれています。

では、生体時計のリズムが人では二五時間、マウスでは二三時間と、なぜ一時間ずれているのでしょう。その理由はまだ十分に明らかにされているわけではありませんが、次のように考えられています。

地球の自転はわずかずつ遅くなっていることがわかっています。月や太陽が地球の海水に影響して、ブレーキをかけているからです。珊瑚の化石に刻まれた縞模様の縞状構造を解析すると一日の長さが推定できますが、それによると一〇〇年当たり一・四ミリ秒のペースで一日が長くなっています。

地球上に生命が誕生した約一〇億年前は、地球の自転周期は約二〇時間でした。約五億年前のカンブリア紀以降、地球の生命は急速に多様化していますが、五億年前の一日の長さは約二一時間でした。今よりも三時間も短かったことになります。人が属する霊長類が誕生したのは約三五〇〇万年前と言われていますが、その頃の一日の長さは二三・五時間くらいでした。

人をはじめ地球上の生物は、遅くなる自転に適応し、生体リズムを保持するために一時間の遊びを採択しました。光を浴びることにより生体時計の針を地球の自転の時刻に合わせるという仕掛けを、遺伝子の中に組み込んだのです。二四時間のうち、活動開始の時間帯に光を浴びると生体リズムの位相は一時間前進し、休息開始の時間帯に光を浴びると、リズムの位相は一時間後退するという仕組みをつくりあげたのです。

人のリズムと地球のリズムが約一時間ずれているのは、生体リズムを保持していくための工夫だったのです。

生体リズムを奏でる時計遺伝子

一九七二年のこの発見から二五年経った一九九七年に、生体時計の中に時計細胞があり、時計細胞の中に時を刻む遺伝子があることが発見されました。それが**時計遺伝子**です。

時計遺伝子の発見を機に、時計遺伝子のありかを探求する研究が始まりました。ホタルの発光の仕組みを使い、ルシフェリンという発光物質をからだの細胞に組み込むことで生体時

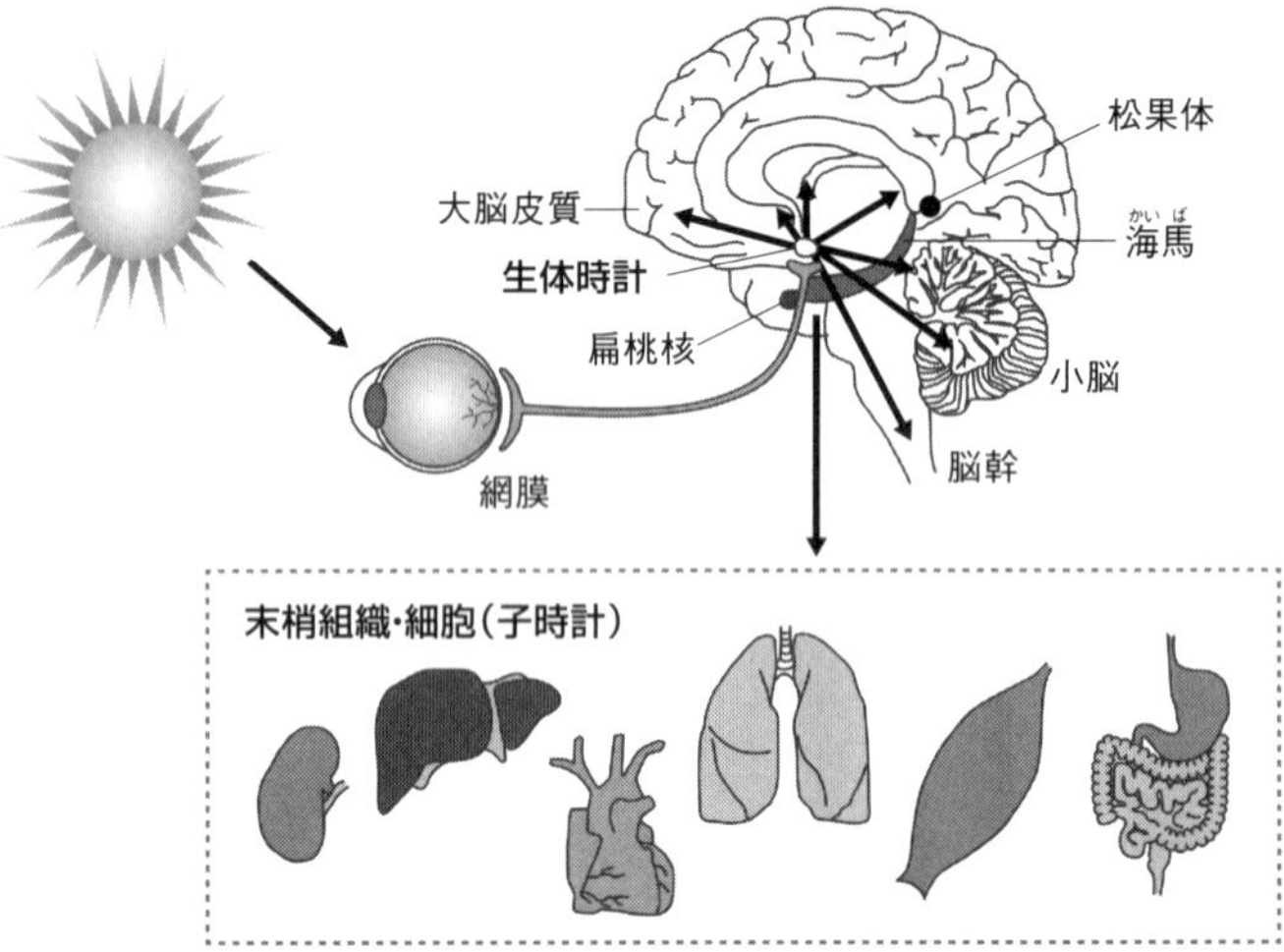

図5　生体時計が生命《いのち》というシンフォニーを奏でるための階層構造
（Kondratova A et al. Nature Rev, 2012）

計が働き始めると光るという仕組みにして、時計細胞がどこにあるのか、どのような時刻に働き始めるのか、体中の細胞が調べられました。そしてあっと驚くような事実が、次々と発見されていきました。

　時計遺伝子のありかを示しているはずのホタルの発光は、脳の生体時計の中だけではなく、からだのいたるところから観察されたのです。血管や心臓あるいは肝臓や腎臓など、ほとんどの末梢組織において、日周発現する遺伝子群の存在が確認されました。どういうことなのでしょう？　どの研究者も、この結果に戸惑いました。

　今では、人の六〇兆個の大部分の細胞で、分子時計が回っていると考えられています（図5）。

時計遺伝子が時を刻む仕組みは、次のように考えられます。

柱時計が振り子の揺れを利用して時を刻むように、生体時計は遺伝子からタンパクへの化学反応の変化を利用して時を刻んでいます。その中心（コア）は六個の時計遺伝子です（クロック、ビーマルワン、パーワン、パーツー、クライワン、クライツー）。今では時計遺伝子として、あるいは時計関連遺伝子として、すでに二〇種類以上の遺伝子が報告されています。

この時計遺伝子から時計タンパクがつくられ、時計タンパクが十分量になると、遺伝子からタンパクへの化学反応が抑制されます。これがネガティブ・フィードバックで、この仕組みを**コアループ**といいます。

時計遺伝子から時計タンパクが出来上がる化学的変化のことを、遺伝子からタンパクへの転写といいますが、この時計遺伝子から時計タンパクがつくられ、時計タンパクがある程度の量に達してくると、出来上がった時計タンパク自身が細胞核に入り込み、転写を抑制します。このコアループの周期が、約二四時間で、この周期から、サーカディアンリズムという生体リズムがつくりだされていたのです。

生命システムとしての時計遺伝子ネットワーク

時計遺伝子研究が進み、今では、時計機構のほぼ全貌が解明されています。

二四時間のリズムをつくりだす生体時計とは、いろいろな役目をもった時計遺伝子と呼ばれる一連の遺伝子の集合です。この遺伝子は三つの駅を中心に数多くの線路が連絡したようなネットワークをかたちづくっています。朝の駅を任されたE-box。昼の駅を任されたD-box。そして夜の駅を担当するRRE。この三つの駅が、互いに連絡し合いながら、おおよそ二四時間の周期でメリハリをつけ、健康な毎日が送れるようにからだの仕組みを整えているのです。

朝、昼、夜という三つの駅に乗り入れる線路は、互いに複雑に連絡を取り合いながら、時間《とき》を刻みます。そこから薄明（夜明け）と薄暮《はくぼ》（夕方）がつくりだされます。この線路は、からだのエネルギーを生み出すリズムを支配し、加齢のスピードを遅くしたり速くしたりするファミリーにもつながっています。朝、昼、夜の三つの駅は、さまざまな時刻を生み出すだけではなく、人が生きていくために必要なエネルギー源を調節し、若返りや老化を調整するという不思議な作用を醸《かも》し出しているのです。

時を刻むにあたって、その中心となっているコアループを統括しているのは、朝の駅です。その仕組みは、かなり繊細で複雑です。そのため朝の駅にはたくさんの線路が乗り入れています。いつ、どの時計遺伝子がバテてしまっても電車がスムーズに流れるように、代替となる時計遺伝子も用意されています。朝の駅に乗り入れる路線の中には、昼の駅にも乗り入れる路線もあります。朝の駅、夜の駅のいずれかに不都合が起こっても、すぐにはリズムが消失してしまわないようにと、工夫された仕組みです。

朝、昼、夜の三つの駅のうち、約二四時間のリズムを奏でる主役は朝のようです。昼や夜の駅を壊してもリズムは残りますが、朝を壊すと約二四時間のリズムは消えてしまうからです。朝の時刻を支配する朝の駅に次いで、二四時間リズムにとって重要なのは、夕の時刻ですから。地球上の生物は、朝と夕方を基本にして、活動を開始したり休息モードに入ったりするからです。しかし、夕方を担当する駅はありません。朝、昼、夜の三つの駅が、互いに緊密に連絡し合いながら、駅の欠損を補って夕方をつくりだしています。夕方を担当する駅がない理由は不明です。

さて、ここまで時を刻む仕組み（すなわち、時計機構）の全貌を概説してきました。

数多くの時計遺伝子が、三つの駅を基点として、その働く時間帯に時間遅れτ《ゼータ》を巧妙に設定するという手法で、任意の時刻を創出する。前述したフィードバックループと、この時間遅れという二つの設計図を基本として、さまざまな位相とフレキシブルな振動幅を生み出し、細胞や組織、あるいは臓器にとってもっとも好都合な概日振動をつくりだしているのです。

この仕組みは、数理的にカオスからリズムを生み出すためのアートです。これが時計機構の真髄だったのです。

私は、混沌の空間から秩序ある宇宙が創り出された手法と同じではなかったのかと感じています。

生命とは何か？　なぜ私たち人類は、偶然のように宇宙の中でこの地に誕生し、宇宙の長さに比べれば一滴《ひとしずく》のように短い一生を過ごしていくのか？

その答えが、このあたりにあるように思われてなりません。

2　病気にもリズムがある

分子生物学が著しく進歩し、さまざまな視点からの研究が積み重ねられてきました。とはいえ、健康を維持し寿命を延ばすことに決定的な役割を担う分子機構は、解明されていません。そのようななか、最近、時計遺伝子が発見され、生体時計と寿命との関わりが注目されるようになりました。生体リズムと、加齢・老化・寿命との関わりについての、研究成果を輩出しています。

生体時計は、高血圧・脂質異常症・糖尿病などの生活習慣病に関連していました。それだけではなく、骨格形成（あるいは、骨粗しょう症）や発がん、そして老化や寿命とも強く関わっていました。生体時計がもつ時計機能とは別のこの働きは、**ノン・クロック・ファンク**

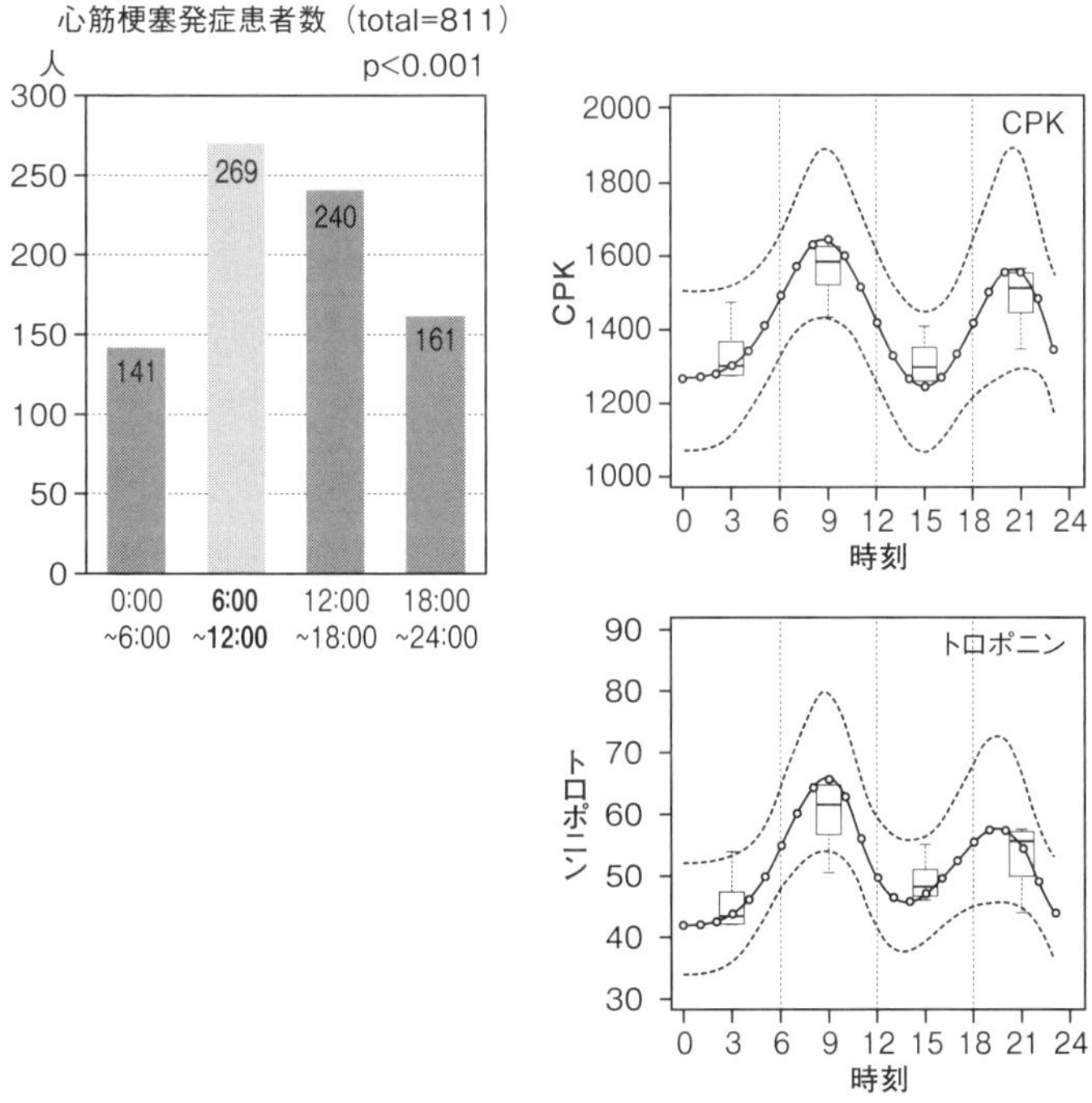

図6　心筋梗塞の発症時刻と、心筋梗塞の広がりを表す酵素（CPKとトロポニン）の上昇にみられるサーカディアンリズム

心筋梗塞の発症は、午前6時から正午の時間帯にもっとも多く（図左）、心筋梗塞が早朝に発症すると、梗塞の広がりも大きい（図右）。心筋梗塞の広がりは、朝とともに、夕刻に発症したときも大きい（Suárez-Barrientos A et al. Heart doi:10.1136/hrt.2010.212621）。

朝に多い病気

6〜10時　心臓病の発病の増加

8〜10時　脳血管の病気の増加

10〜11時　不整脈の発現の増加

そのほか、リウマチなどの関節炎、鼻血、うつ病の増悪、鼻づまりやくしゃみなどのアレルギー症状、風邪やインフルエンザの症状など

夜に多い病気

19時以降　腰痛、歯の痛みの悪化
自殺の頻度が高まる

22時以降　過敏肌や蕁麻疹などのかゆみのピーク

23時以降　むずむず脚の症状、喘息の発作が始まる
手術後の死亡が増加

24時以降　痛風や胆石、胃潰瘍や十二指腸潰瘍の痛みが強くなる

3〜4時　気管支喘息、偏頭痛、群発頭痛、心不全の増悪、新生児の急死の増加

図7　病気の症状と生体リズム

ションと名づけられ、今もっとも注目されています。

朝に多い病気と夜に多い病気

心筋梗塞や狭心症などの心臓病は、早朝に多く発症します（図6）。命に関わる重症の不整脈の発現時刻は、午前一〇〜一一時にもっとも頻度が高く、心臓死も午前六〜一〇時頃にもっとも多くみられます。脳梗塞などの脳血管の病気も、午前八〜一〇時にもっとも頻度が高いことが注目されています。

朝に心臓病や脳卒中が多いことの理由として、いくつかの理由が考えられます。起床後、活動量や精神的ストレスが増大するため、血圧が上昇し血が固まりやすくなること。交感神経が緊張することで脳の血管や、心臓を栄養する血管である冠動脈の筋肉が緊張し、内腔が狭くなって、そこを流れる血流量が減ること。その結果、心筋や脳が酸素不足（虚血）になりやすいことなどが、主な理由だとされています。

興味深いことに、心臓病の発病のリズムには、夕方にも小さなピークが観察されます。大阪や東京などの大都会では、心筋梗塞は早朝とともに、夕方にも多くみられます。その理由は、まだよくわかっていません。しかし、夕方の発病リズムには、夕時計の時計遺伝子パーワンが関与しているのではないかとの報告があります。

そのほか朝に多い病気としては、リウマチなどの関節炎、鼻血、偏頭痛や、うつ病の増悪などがあります。鼻づまりやくしゃみなどのアレルギー症状が悪化するのも早朝です。風邪やインフルエンザの症状が最悪なのも朝です。一方、夕方の一九時以降になると、腰痛がひどくなり、歯の痛みが強くなります。自殺の頻度が高いのも夕方です。

夜の二二時以降は、皮膚が過敏になり、過敏肌や蕁麻疹《じんましん》などのかゆみがピークに達します。二三時をまわると、むずむず脚の人はその症状が現れ始め、喘息《ぜんそく》の人は発作が始まります。手術後の死亡が多いのもこの時間帯です。深夜をまわると、痛風や胆石あるいは胃潰瘍や十二指腸潰瘍の痛みが多くなります。

深夜の三時、四時になると、気管支喘息が最悪となり、偏頭痛や群発頭痛が起こり始めます。心不全の症状が増悪し、新生児の急死が多いのもこの時間帯です。

病気のリズムをつくるからだのリズム

(1)食のリズムと運動のリズム

午前六~七時は起床時刻に最適といわれ、起きてから一時間以内に朝食を摂ると生体時計が正しくリセットされます。

この**「リセット」**が健康維持にとっては大切で、朝食には十分な糖質とタンパク質を摂取し、食物酵素が豊富なフルーツや野菜ジュースが有効です。よく噛んでゆっくり食べると、夜にメラトニンの分泌が増えるといわれます。

昼の一二時前後に摂る食事で太りにくいのは、時計遺伝子ビーマルワンが一日の中でもっとも低くなるからです。

夕食は一九時頃が最適です。唾液や膵臓《すいぞう》からの膵液の分泌が一日の中でもっとも多く、消化が良いからです。夕食に摂る塩分は尿から排出されやすく、血圧上昇ホルモン（アルドステロン）が低いため、塩分を多めに摂ってもさほど血圧は上がりません。

また、味覚がもっとも敏感になるのはこれに重なる一八〜一九時の時間帯で、飲酒のアルコール分に対する抵抗力がもっとも高くなるのは二〇〜二一時頃です。

ただし、塩分の多い、味付けの濃い食事を毎日摂っていると、過剰の塩分が腎臓や肝臓の子時計に作用し、時計遺伝子のリズムにその影響が現れ、三時間分も生体時計の針を進めてしまいます。

飲酒も、アルコールの摂取量が適量の場合は生体リズムが調整され、サーカディアンリズムの周期は少し長くなります。しかし、過量になってくると、翌朝、太陽光への感受性が落ちてしまい、ずれた生体時計の針が調整できなくなってしまいます。

深酒をした翌日、からだがだるく仕事の効率も上がらないという感覚は、多くの人が経験していることでしょう。その理由は、深酒の影響で生体時計が狂ったままで、一日を送らざるをえないからです。

二〇時以降の食事は、血糖値の急上昇をもたらします。また胃酸分泌が一日の中で最高になるので、逆流性食道炎の症状が強まります。さらに遅い二二時〜深夜二時の時間帯に食事を摂ると、時計遺伝子（ビーマルワン）が一日の中でもっとも増えているため、太りやすくなります。

食事と同じように、体力にも相応のリズムがあります。

からだの中にもっとも酸素がみなぎるのは午前七〜八時頃。脳波の活動が盛んになり、覚醒度が高まります。そして疲労に対する筋肉痛もさほど苦にならないのは午前一〇〜正午頃で、もっとも気分がよい時間帯です。

一三〜一四時頃は、午前中に蓄積した疲労で眠気が強くなり、からだの動きも鈍くなってきます。昼寝には最適の時間帯です。一方、この時間帯の精神活動は、本来、盛んですので、そして血圧や心拍数が高く、呼吸数も多いため、速足で歩くなどの数分間の運動で、すぐに意識ははっきりしてきます。

一五〜一八時は体力がもっとも強くなり、気道が広がって呼吸が楽になり、筋肉がしなやかになり、腱の働きが優れる時間です。ゴルフクラブはしっかり握ることができるし、筋肉が強くしなやかになるのでスポーツにはもってこいの時間帯です。

一七～二一時のトレーニングは筋力向上には朝より有効です。スポーツ選手が好成績をおさめるのも一七～二一時といわれます。

（2）血液が粘っこくなる時刻と血圧上昇のリズム

もっとも多く汗をかくのは夜、眠っているときです。そして尿の排泄量は、起床後がもっとも多いため、朝の七～八時は一日の中で血液がもっとも粘っこくなっています。そのため朝は血液が固まりやすい時間帯です。

一日の中で血圧が高くなるのは一三～一五時頃ですが、朝の起床後、七～八時にも血圧が高くなります。夜、低くなっていた血圧が、急に高くなるため、血圧の変化（すなわち、上昇度）が大きく、早朝高血圧とか血圧のモーニングサージと呼ばれます。

これが引き金となって、朝の七～八時は一日の中で、心筋梗塞や脳梗塞がもっとも起こりやすい時間帯です。

私たちは二四時間血圧を七日間連続して記録し、血圧が変動する様子を細かく観察して、そのリズムを調査してきました。その結果、六五歳を超える高齢者では、血圧の二四時間リズムは不安定で、正しくリズムが刻まれる日は少なく、乱れている日が多いことを見い出しました。その乱れが著しいときは、200mmHgを超えるほどの、高血圧になっていました。動脈硬化が進み血管が硬くなってしまうと、生体リズムの乱れは大きく増幅されて現れます。血圧の薬をきちんと飲んでいるのに、血圧は適切に下がっていたはずなのに、ある日突然に脳卒中になってしまった、というような事例の背景には、血圧リズムの不安定さがあります。

(3)自律神経とホルモン、そして免疫力のリズム

病気のリズムをつくるもとになるものに、自律神経とホルモンのリズムがあります。自律神経には、休息の質を高める副交感神経と、活動能力を高める交感神経があります。

副交感神経は夜に強く働き、交感神経は昼間に強く働きます。

副交感神経の働きがもっとも強くなるのは午前四~五時の時間帯です。このときの眠りはもっとも深く、もっとも効率のよい休息が得られます。交感神経はカテコラミンという副腎からのホルモンと共同して働き、その効果を高めます。血液中のカテコラミンの濃度がもっとも高くなるのは一三~一五時で、交感神経の活動がもっとも強くなるのが一五~一七時です。ですから一三~一七時の時間帯は、精神活動が最高潮で、気分もよく、体温が高く、体力が最高になる時間帯です。計算がもっとも速くできる時間でもあり、瞬発力が最高になる

時間帯です。

ホルモンは、自律神経とともにからだの働きを調節する重要な仕組みですが、ホルモンの働きにも明瞭なリズムがあります。たとえば副腎皮質から出るコーチゾルの分泌量は、午前六～八時に最高になります。覚醒・起床と関連しているので、目覚めのホルモンとも呼ばれています。インスリンの分泌量が多いのもこの時間帯です。血圧調節に関連するレニンとアルドステロンは、午前五～六時に高く、アルドステロンの高値は午前中いっぱい続きます。そのため、もし朝から昼にかけて食塩摂取が多いと、それが原因で高血圧になります。眠りのホルモンといわれるメラトニンは、二一～二二時頃から分泌が始まり、深夜にかけてピークとなります。

脳の下垂体から分泌される成長ホルモンは、深い眠りとともに分泌されます。もっとも深い睡眠は、眠り始めて三〇分くらいから始まり、約六〇分続きます。たとえば二三時に床に就いたとしますと、夜半の約一時間に相当します。

成長ホルモンは幼児や小児では、成長を促しますが、成人の場合は、昼間に紫外線などで傷ついた皮膚や粘膜を修復します。このように夜の眠りとは、癒しの時間帯なのです。

免疫力にも約二四時間のリズムがあります。

白血球の数がもっとも多くなるのは、真夜中の〇～一時です。免疫の主役は白血球の中でもリンパ球ですが、リンパ球は二三時〜午前三時に多く、リンパ球の中でも外敵を破壊するT細胞は午前一〜二時に、抗体をつくるB細胞は午前四〜五時に多くなります。白血球の中で、アレルギーを調節する好酸球は二三〜二四時に多く、外から侵入してくる細菌を貪食する好中球は、一九〜二〇時に多くなります。ほかの白血球と違いこの好中球は、夜だけではなく午前一〇〜正午にも増えて、外敵の侵入に備えます。

3 病気のリズムをつくりだす時計遺伝子

薬の効果にもリズムがある

第八章で詳しく紹介しますが、薬の効果は、服薬時刻によって異なります。同じ系統の薬でも、脂溶性であったり水溶性であったりすると、服薬時刻の影響は微妙に違ってきます。そのため一概に、この薬は何時に飲むとよいとは言えませんが、ここではおよその指針を示しておきます。

カルシウム拮《きっ》抗《こう》薬という高血圧の薬は、夜よりも朝に服薬するほうが効果が大きく、ACE阻害薬という高血圧の薬は、朝よりも夜のほうが効果が大きいことがわかっています。

スタチンというコレステロールを低くする薬は、朝よりも夕食後に服薬すると効果が大きいようです。インターフェロンというC型肝炎の治療薬は、時計遺伝子のリズムをばらばらにするほど強力で、そのため発熱や抑うつなど、生体リズムが狂ったときと同じ症状の副作用が現れます。この副作用を少なくするためには、朝（午前八時）よりも夜（午後一〇時）の投薬が有効で、しかも隔日投与が効果的といわれています。

気管支喘息は、夜から朝にかけて増悪し、発作が増える病気です。そのため気管支を広げるテオフィリンは、二〇〜二一時に服薬すると、もっとも効果的です。鼻炎症状に対する抗ヒスタミン薬の効果は、朝よりも夕方（あるいは、就寝前）の服薬効果が大きく、咳止めのジヒドロコデインの効果も、朝よりも夜に服薬すると有効です。

胃酸分泌量が最高になるのは二〇〜二一時です。そのため、H_2受容体拮抗薬の効果は、朝よりも夜の投与のほうが大きいといわれています。糖尿病の薬の一つで、SU剤と呼ばれる血糖改善薬は、朝食時よりも夜の二二時に服薬したほうが血糖低下効果が大きいこともわかっています。骨粗しょう症の活性型ビタミンD_3の効果、あるいはカルシウム製剤の効果は、いずれも朝よりも、夜の二三時投与のほうが効果が大きいようです。

このように薬の効果には、それぞれ効きやすい時間帯があります。

人にとって時間とは、なんとも不思議なものです。

時計遺伝子の異常がもたらす病気

時計遺伝子の役目は、時を刻むことだけではありませんでした。近年、時計遺伝子と生活習慣病との関連が注目されています(図8)。

時計遺伝子クロックに異常のあるマウスは、睡眠・覚醒や、活動・摂食などの生体リズムが乱れるだけでなく、生後七~八カ月で肥満や高血糖、中性脂肪が著しく増加して、メタボリック症候群になってしまいました。

そのマウスでは食欲を調節するホルモン(レプチン)が高くなっており、食欲調節が乱れていました。すなわち、生体リズムの異常は、生活習慣病の原因だったのです。

最近、骨粗しょう症にも時計遺伝子の関与が大きいことが報告されています。

骨というのは昼間に溶け、夜間に新しくつくりかえられることで毎日バランスよく骨量を一定に保ちます。

それには時計遺伝子の働きが必要で、先述したパーワン、パーツー、クライワン、クライツー、クロック、ビーマルワンのどの時計遺伝子も欠かせません。どれか一つが欠けても骨の生体リズムが狂い、過形成されてしまいます。すなわち時計遺伝子は、骨が新しくつくりかえられる過程を調節することで骨質のバランスをとっているのです。

1. 高血圧・肥満・糖尿病などの生活習慣病になる
2. 骨代謝の異常が現れ、骨折しやすくなる
3. がん発症の頻度が高くなる
4. 血管内皮機能が障害され、動脈硬化の進行が速くなる
5. 寿命が短くなる
6. 認知症になる

図8　時計遺伝子の異常がもたらすいろいろな病気

また、時計遺伝子は「発がん」にも関わりがあるようです（第七章参照）。

看護師のようなシフトワーカーは乳がんや大腸がんの発症頻度が通常より三〇％以上高いことは、以前から報告されていました。

二〇〇二年、二種類の発がんマウスを用いた実験で脳の時計を壊してみたところ、腫瘍細胞がどんどん大きくなっていきました。がん細胞を抑える副腎皮質ホルモンとリンパ球が減少したことが原因です。

ついで、時計遺伝子パーツーを取り除いたマウスに放射線を照射すると、正常マウスよりも発がんの確率が高まり、がんの成長スピードも速く早期に死亡してしまいました。やはり、生体リズムと時計遺伝子は発がんとも関係しているのです。

時計遺伝子と生活習慣病をはじめ多くの病気との関わりが明らかになるにつれ、今では時計遺伝子は寿命にも関係

していることが推測されています。

生体リズムに異常のある、遺伝子変異ハムスターの寿命が短いことは、すでに知られていました。そのハムスターに、健常な脳の生体時計を移植すると、生体リズムが回復しました。そしてなんと、寿命が長くなったのです。

時計遺伝子ビーマルワンを、遺伝子操作で取り除くと、そのマウスは、生後一一週齢まではとくに目立った病気はないのですが、成長とともに四肢関節や顎関節に異状が現れ、運動不全になって、本来は二年生きるはずが、わずか二カ月で死んでしまいました。

このマウスは、脂肪組織がほとんど消失してやせ細り、筋肉量が減り、脾臓《ひぞう》は約半分になり、血液の病気にかかっていました。腎臓や生殖器も小さく、多臓器の病気を発症して、加齢が速く進んで（早期老化）しまったのです。

このように、人の疫学調査といろいろな実験の成果は、老化の進行を抑え、寿命を長くするためには、生体リズムの質をきちんと評価し、改善することが重要だということを示しています。

第四章

生体時計も老化する

生命《いのち》の営みを統括し、健康を維持している生体時計にも、加齢の影は忍び寄ってきます。そして生体時計の老化とともに、人は少しずつ老いていきます。この章では、老化とは何か？　老・病・死を時間の視点から考えてみたいと思います。

1　高齢者の虚弱

粗食をつねとすると老化は遅くなる

乳児が幼児になり、成長して思春期を迎え、青年期を経てやがて老年を迎える。人のからだはこの一生という歳月とともに変化し、生命《いのち》を操《あやつ》る水や脂肪などの組成が変わっていきます。からだの仕組みも、こころの張りも、歳とともに徐々に変化していきます。これが加齢です。

一方、老化というのは、成熟し人として最盛期を迎えた後に、心身が徐々に衰《おとろ》えていくさまをいいます。生命《いのち》の仕組みのいずれにもみられる現象で、それは避けることができない宿命であり、後戻りができません。そしてそれは健康を損なう原因になり、好むと好まざるとにかかわらず、人は誰しもやがては死を迎えます。それゆえ老化という言葉の周辺には、しばしば悲観的な匂いが漂います。

さて老化には、いくつかの特徴があります。

まず第一は、死の確率は年齢とともに大きく、増加していくということです。これはゆるぎのないことで、真摯《しんし》に受けとめざるをえません。老化の法則と呼ばれています。

次に、寿命の長さは、遺伝の素因が関与しているということです。オスよりもメスの寿命が長いことは、これに相当します。とはいえ、それは環境の影響を受けて変化します。食事に影響され、粗食を常とすると、老化のスピードは遅くなり、寿命は長くなります。そのほか脳の重さが重いほど、寿命が長いということなども特徴の一つです。いずれも、なるほどとうなずかれる原則ですが、何か哀れを誘います。

病気は未病のうちに断つ

天寿は一一〇〜一二〇歳と考えられています。

生理的老化と**病的老化**という言葉があります。精神的にも肉体的にも何の病気もなく、天寿をまっとうする人であっても、高齢になってくると加齢の影響が現れてきます。このからだの変化のことを生理的老化といいます。生理的老化には、外見上の変化と臓器の働きの変化があります。白髪、禿頭、しわ、皮膚のしみなどは前者で、骨量が低下し骨が脆《もろ》くなり、筋肉量も減少してやせ細ってくる。からだに含まれる水分量が減少し、皮膚の弾力性は低下する。これが後者の変化です。

見かけ上の変化だけではなく、からだの機能にも多彩な変化が現れてきます。安静時は変化がみられなくても、運動したときの心臓からの血液拍出量は減少し、呼吸機能も低下してきます。あるいはからだが脱水気味になると、老人では電解質を維持する働きが低下し、熱中症になりやすくなります。聴力は低下し、白内障で眼が見えにくくなり、歩くのが遅くなります。からだの柔軟性は減少し、瞬発力も低下してきますので、転倒しやすくなります。白血球の働きは低下し、感染症にかかりやすくなってしまいます。これも生理的な老化です。

病的老化とは、遺伝要因や、環境からのストレスの影響で、老化の過程が速くなり、病気になってしまうことをいいます。そして寿命は短くなります。

老人は誰でも、何らかの病気をもっていることがほとんどです。たとえ健康な老人といえども、**顕在化していない病的老化（すなわち、未病）**が潜んでいます。生理的老化に未病をはじめとする何らかの病的老化が加味され、老人の身体機能は徐々に低下していきます。これが老化現象です。

健康診断はこの老化現象をチェックしているのです。二〇〇〇年に介護保険制度を導入した政府は、二〇〇六年その改正に伴い、介護予防事業として二五項目の基本チェックリストを作成しました。未病を早期に発見することで、支援や介護を必要とする老人を減らそうとの試みです。なかなか効率のよい運用ができないため、二〇一〇年にその見直しが行われましたが、なんとか工夫して活用していただきたいものです。何かの病気があると、老化のスピードは一気に速くなるからです。

病気は未病のうちに断つことこそ肝要です。

寿命が延びても、長生きできるわけではない

寿命が長くなったと、よくマスコミを賑わせていますが、これには注意が必要です。ほとんどが細胞の老化の話題だからです。

細胞の老化も個体の老化も、いずれも、時間とともにその働きが衰えていくことを指していますが、残念ながら、個体が死ぬという意味での寿命を決定するのは、個体の老化です。たとえ細胞の寿命が延びても、いわゆる長生きができるようになるわけではありません。

人のからだは、二種類の細胞から成り立っています。**分裂細胞**と**非分裂細胞**の二つです。

細胞の老化研究に用いられるのが分裂細胞です。若いときは、さかんに細胞分裂を繰り返しますが、加齢とともに分裂能力が失われていきます。細胞は有限回数しか分裂できないことが知られています。細胞は分裂を繰り返し、そして分裂する能力が失われたときが細胞の死であると考えられてきました。プログラムされた細胞の死であり、**アポトーシス**と呼ばれて

います。

しかし、人の死をつかさどっているのは、心臓の心筋細胞や脳の神経細胞など、分裂しない細胞です。その働きが停止するとき、人の死が訪れます。テレビやマスコミで騒がれる、培養した分裂細胞の分裂回数が増えたとか、細胞分裂のたびに短縮していくテロメアが云々《うんぬん》という情報は、残念ながら「長寿」とは関係ないのです。

それでは、老化とは何なのでしょう？

人の寿命を支配する、個体の老化の本質は、分裂しない細胞が逐齢《ちくれい》的に減数し、その結果その臓器が萎縮していくことにあります。分裂しない細胞は実質細胞と呼ばれます。すなわち老化とは、**「加齢とともに実質細胞の数が減っていくこと」**なのです。臓器を構成する細胞の種類によって、細胞の減っていくスピードが異なります。幸いなことに、生命の維持に直結するような細胞は、そのスピードが遅いことが特徴です。心筋細胞も、脳の神経細胞も、逐齢的に減数するスピードはきわめて遅いのです。

ここで問題になってくるのが、病的老化です。

心筋梗塞や脳梗塞を起こすと、一気にその細胞が減ってしまいます。天寿がまっとうできるように、病気にならないための予防こそ大切です。

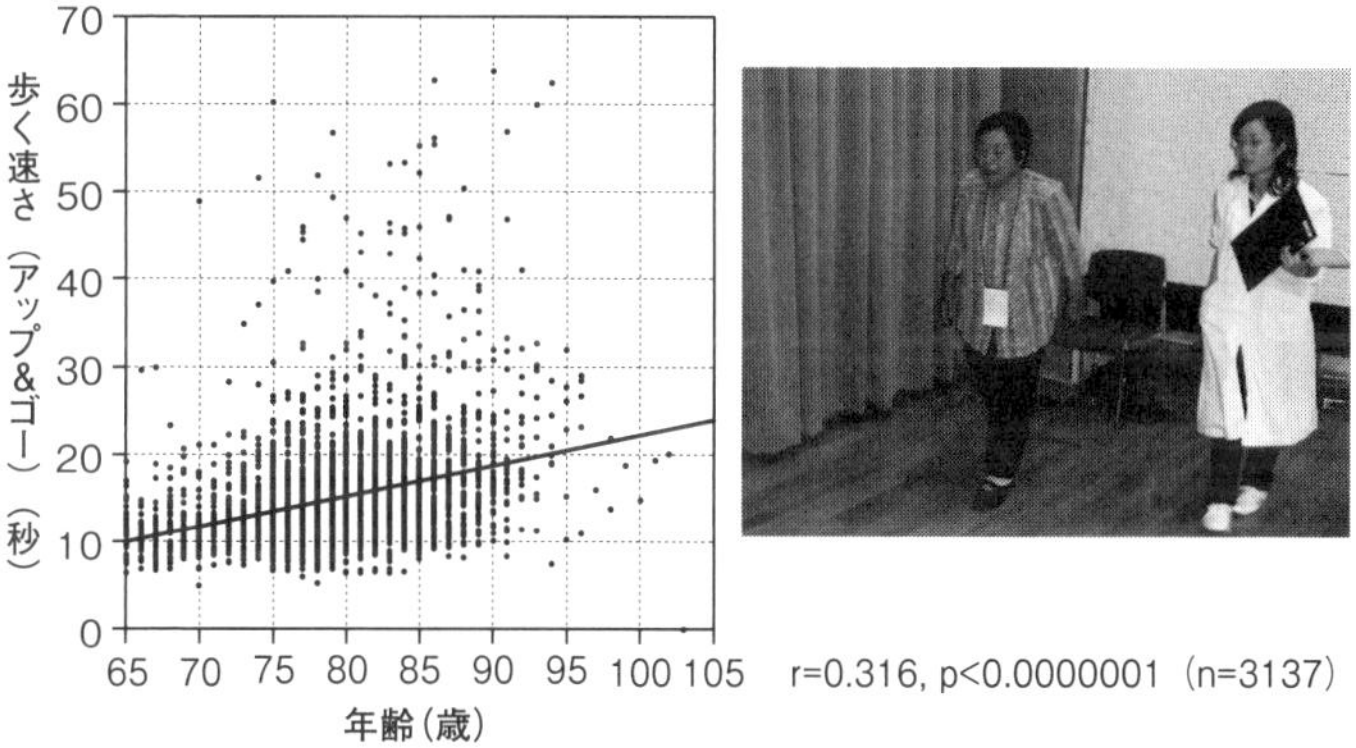

図９　加齢とともに遅くなる、歩く速さ

アップ＆ゴー試験で測定。椅子から立ち上がり3m先まで歩き、振り返って椅子まで戻って座る。この動作に要する時間を秒で測定したものです。家で普通に歩いているときの速さを測定します。

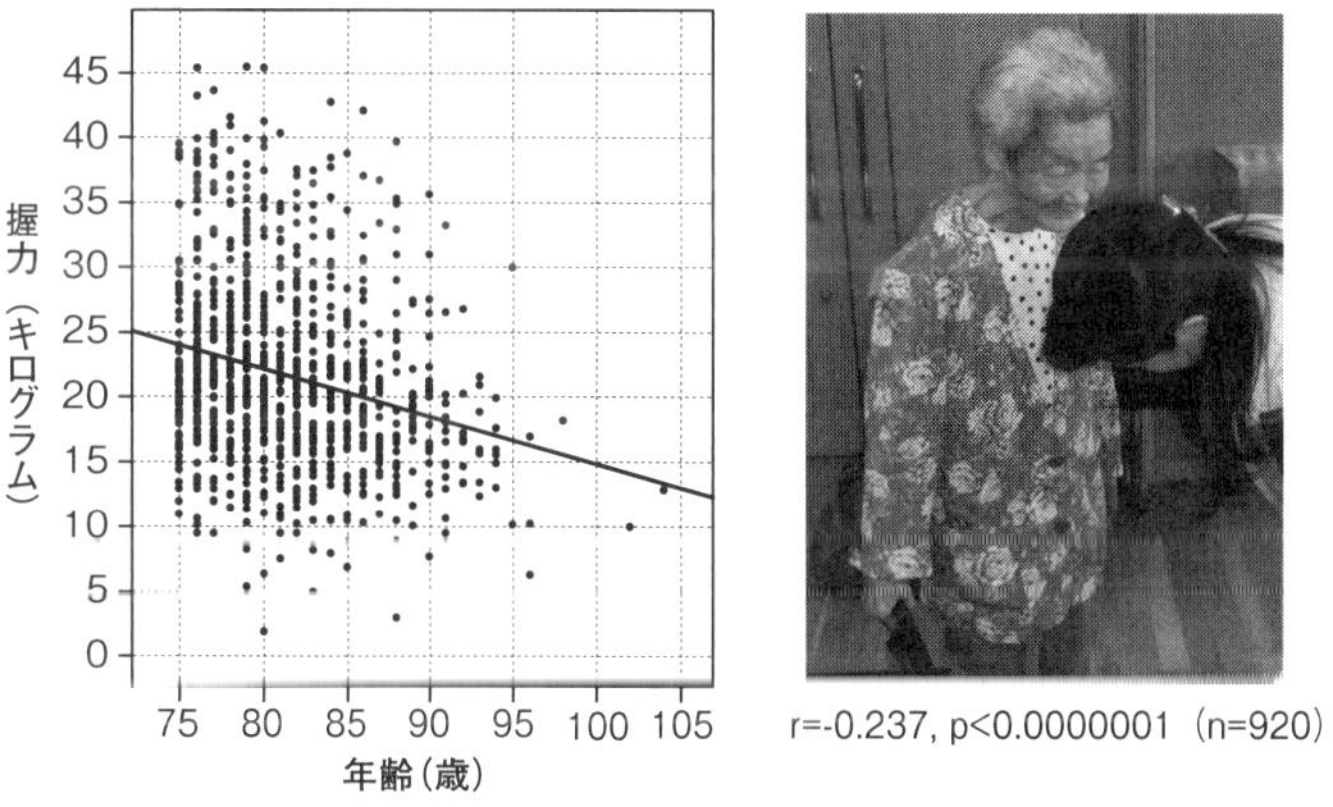

図10　加齢とともに弱くなる握力

右手と左手で測定した握力のうち、大きいほうを握力としています。

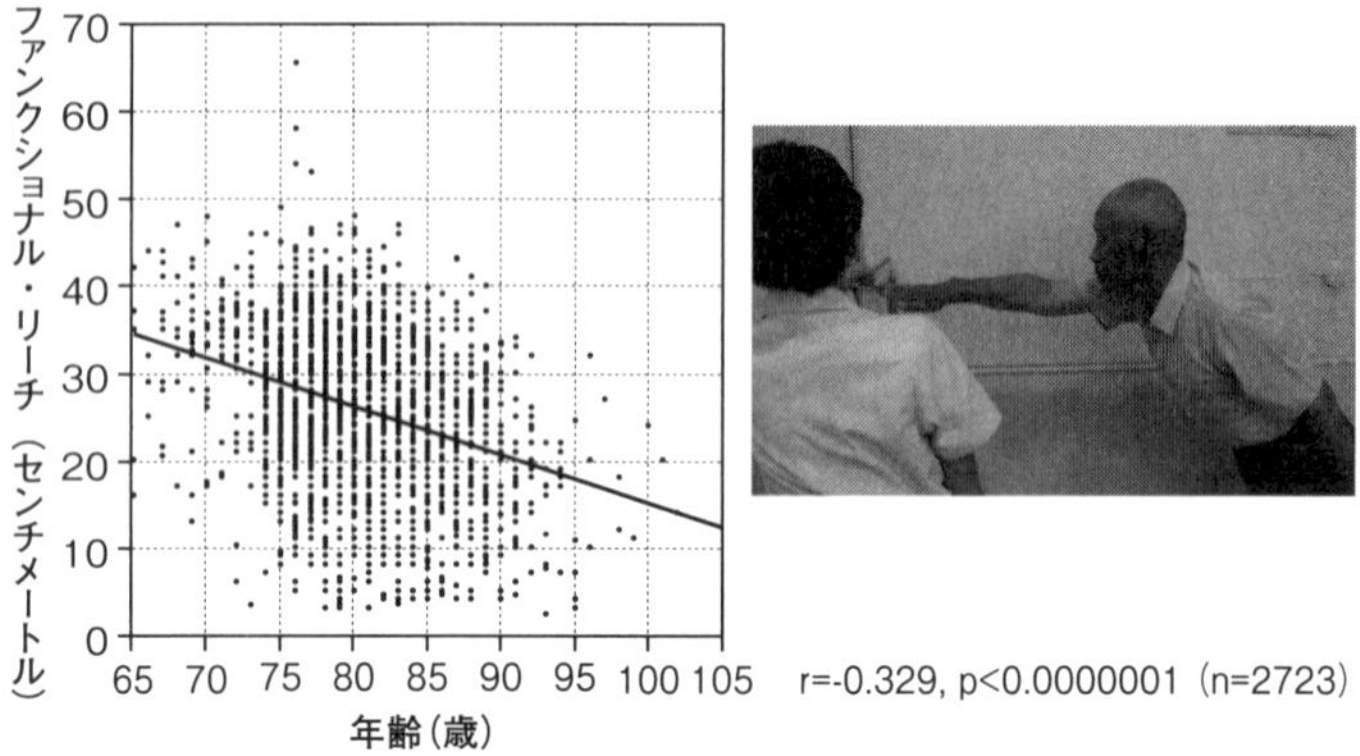

図11　加齢とともに弱くなる背中のしなやかさ

ファンクショナル・リーチ試験とは、踵を上げることなく、どれくらい前まで手を伸ばすことができるかを測定したものです。背骨の柔らかさと、からだの安定感を調査する検査です。

認知症の予防は、筋肉量を維持すること

病的老化を語るとき、欠かせないのが認知症です。

認知症予防の基本は、筋肉量を十分に維持することと、丈夫な骨をつくることです。筋肉量の減少とは、筋細胞が小さくなったり、筋細胞の数が減ってしまうことを意味します。加齢に伴う骨格筋重量の低下は、日常の生活の質を低下させ、人は転倒しやすくなります。

また老化とともに、骨量と骨質の低下が現れてきます。骨細胞の代謝回転の乱れは骨粗しょう症をもたらします。このような骨の老化は骨折をもたらし、それが原因で寝たきりになってしまいます。それはからだの臓器を萎縮させ、認知症を引き起こします。

それゆえ、過剰な筋肉量の減少は**サルコペニア**と呼ばれ、骨や関節の老化とともに現れる運動機能の異常は、**ロコモティブ症候群（ロコモ）**と名づけられています（図9、図10、図11参照）。いずれも、認知症予防における、予防と治療のキーワードです。

サルコペニアとロコモの予防とその改善には、栄養管理が大切です。**エネルギーやタンパク質を十分に摂取する**ことです。ロイシン高配合のアミノ酸が三グラム以上含まれたような食事、ビタミンEやビタミンDが豊富に含まれた栄養素が有効です。

ロイシン高配合のアミノ酸はまぐろ（なかでも赤身）やさんま、納豆や豆腐などの大豆類、鶏肉やチーズ・牛乳などの食品に、多く含まれています。

ビタミンEは、うなぎ、あゆ、いわし、野菜ではモロヘイヤ、大根、かぼちゃ、アーモンドや落花生に多く、ビタミンDは、しらす干し、いかなご、いわし、さけ、さんま、さば、しいたけなどに多く含まれています。すじこ、いくら、めんたいこなどの魚卵には、ビタミンEとDのどちらも豊富に含まれています。そして栄養とともに運動が大切です。一回当たり六〇分くらいの筋力強化を、週に二回繰り返すことで十分です。

肺炎を含めた四大死因

平成二三年度のわが国の死因統計では、肺炎が脳血管疾患を上回り第三位になりました。

第一位が悪性新生物（二八・五％）、第二位が心疾患（一五・五％）、そして肺炎が第三位で九・九四％、四位に脳血管疾患（九・八八％）、五位に不慮の事故（四・八％）、六位に老衰（四・二％）と続きます。

高齢者が増えてきたため、肺炎で亡くなる方が急増しているのです。これからは三大死因という用語よりは、肺炎を含めた四大死因という言葉のほうが適切となってくるでしょう。団塊の世代が九〇歳を迎える二〇四〇年には、老衰と肺炎がその一位と二位を占めてくるかもしれません。

人は老化とともに、がんにかかりやすくなります。からだそのものが、がんになりやすい状態になっているからです。見方によっては、がんは自らの臓器にひっそりと隠れていて、表舞台に出るのを待っているというのが正解かもしれません。

「本来の細胞は、老化とともに次第に減衰していく。がん細胞はその中で、著しく弱くなった細胞集団の中から顔を出し、何かの機会をとらえて急速に成長し始める」というシナリオが、すでに用意されているという考え方です。実際、高齢者の二重がん、三重がんというのは珍しいことではありません。

人は病気が原因で死ぬのか

さて、人は病気が原因で死ぬ。そう考えることが医学の常識ですが、高齢になっても、はたしてそうでしょうか？

「老衰」は死因の六位で、上位の中には入っていませんでした。老衰死とは、原因が明らかにならなかった死ということです。病気として医学では説明のつかない死を指しています。

超高齢者の場合、寿命が近づくとともに病気の定義はあいまいになります。若者に対して用いられる病気の概念は、そこでは消失していきます。彼らにとっての「病」というのは、生命という演劇の、一幕のようなものです。

医師として八〇歳を超えた入院患者を診るたびに、人は歳とともにこれほど傷つきやすく、弱く脆《もろ》い存在になるものかと、胸が痛みます。**老化とは、言い換えれば、死を迎えるための準備を進めていくこと**です。医学では、そのような老人の姿を、**「虚弱」**という言葉で表します。虚弱とは、人生という演劇が終わりに近づき、最大限に病気になりやすくなった状態のことです。

医学英語では、虚弱のことを**「フレイルティ（frailty）」**と呼びます。漢字で表現する以上に、脆さや弱さという意味合いが強く含まれます。ストレスに対する予備能力の低下、疲れやすさ、少しずつ進行する衰弱、身体活動能力の減退など、からだのすべての劣化という哀愁が漂います。

高齢になって現れてくる、からだのいろいろな部位の働きの劣化は、ふらつきやめまいを引き起こし、転倒しやすくしてしまいます。食べ物の嚥下《えんげ》がままならなくなり、尿もれを起こしたりすることもあります。抑うつ気分やもの忘れなど、いろいろな症状が現れます。若者のように、原因がはっきり特定できるわけではありません。

高齢者の虚弱の原因として、一般的には、ホメオスタシスの働きが衰弱し、その維持が拙劣になった状態と説明されていますが、それより先に現れてくる、生体リズムの乱れのほうが、重要な要素だろうと私は考えています。

昨日まで元気にしていた老人が、庭で日向ぼっこをしているときにポックリ逝ってしまった。このような話がよくあります。

八五歳以上を超高齢者といいますが、ある統計ではその二五％以上が、このように死因が不明であったと報告されています。若者であれば、説明のつく死因が見つかるはずですが、超高齢者では死後解剖をしてもわからないことが少なくありません。

高齢者の急死を予知することは、はなはだ困難ですが、それを予防するために、米国の医学会では「高齢者の虚弱」に注目しています。それを示す一応の目安が、次のように提唱されています。

男性	虚弱の目安	健康な人の範囲（平均）
3m往復の歩く速さ（アップ＆ゴー）（秒）	15秒以上かかる	10.2～14.7（11.9）秒
握力（kg）	25kgより弱い	23.6～34.6（28.4）kg
開眼で片足立ちができる時間（秒）	10秒も立っていられない	9.4～49.0（22.8）秒
ファンクショナル・リーチ（cm）	20cmも曲げられない	22～31（27）cm

女性	虚弱の目安	健康な人の範囲（平均）
3m往復の歩く速さ（アップ＆ゴー）（秒）	15秒以上かかる	10.5～15.5（12.6）秒
握力（kg）	15kgより弱い	15.3～21.0（18.0）kg
開眼で片足立ちができる時間（秒）	5秒も立っていられない	5.2～26.8（11.4）秒
ファンクショナル・リーチ（cm）	20cmも曲げられない	19～29（25）cm

表1　高齢者の虚弱を示す運動能力の低下

（1）特定の原因がないのに体重が減る（一年に四・五キロ以上の減少）
（2）ここ一カ月すぐ疲れる
（3）レクリエーションなどの生活活動で、活動性（活動量）が大きく低下した
（4）歩くスピードが遅くなり、五メートル歩くのに七秒以上もかかる
（5）握力が低下し、女性で一八キロ以下、男性では三〇キロ以下になった
（註：握力に関しては欧米の老人での定義です。私が調査した日本人では、女性で一五キロ、男性で二五キロが適切と思います）

というもので、このうち二つ以上あてはまると「虚弱」となります（表1参照）。
私は、この五項目に加えて、次の三項目

が必要だと考えています。

（6）もの忘れや抑うつ気分がひどくなった
（7）自律神経の働きが低下し、起立時の血圧低下が大きく、立ちくらみがする
（8）連れあいが亡くなり、一人暮らしを始めた

一般に、七五歳を超えると人は心身の自立度が低下し、虚弱となっていきますから、後期高齢者になったらこの八項目に注目し、対策を立てることが大切です。地区の老人会などでお互いに確認し合い、どのように対応していくかを話し合うのもよいと思います（第一〇章参照）。

これからの超高齢化社会にあっては、高齢者自らが身を守り、アクティブ・エイジングのために工夫していく。その心意気が大切です。

2 高齢者の不眠

高齢者特有の不眠

二〇〇〇年の保健福祉動向調査によると、壮年期には五人に一人、六〇歳を過ぎると三人に一人、七五歳以上では二～三人に一人が不眠症です。不眠のために睡眠薬を使用している人も、加齢とともに高頻度となり、五〇歳代ではまだ二〇人に一人くらいですが、七〇歳以上になると五人に一人が睡眠薬に頼っています。日本人の特徴は、欧米に比べてアルコールを寝酒として用いている人が多いことです。

高齢者の眠りは、徐波睡眠と呼ばれる深い眠りが得られず、レム睡眠も短く、寝ている時間は長いけれども眠りは浅く、実際に眠っている時間は短いというのが実態です。眠りが浅いのは、夜中や早朝に目覚めてしまう中途覚醒の頻度が高いことと、朝早く日が覚めて困るという早朝覚醒が多いことが原因です。

第二の特徴は、夕方早い時刻から眠くなり、床に入るのがだんだん早くなる。床に入る前からうつらうつらと居眠りし、床に入ってもウトウトとしてぐっすり眠れたと感じる時間が短いという眠りです。

その要因に、壮年期に比べて光環境が変化することがあります。社会の第一線から引退して生活状況が変わると、昼間に十分な光を浴びる機会が少なくなります。その結果、睡眠を誘うメラトニンの分泌量がぐんと減り、不眠になるのです。

日中の運動量が減り、精神的緊張が少なくなると、脳の判断にも変化が現れてきます。

「あまり疲れていないな、今夜は疲労回復に努めなくてもいいだろう」と勝手に決めつけて、疲れをとる徐波睡眠が現れず、浅い眠りになるのです。深い眠りを得るには、日中の活動量を増やして、ある程度からだを疲れさせることが必要です。

第三の特徴は睡眠時無呼吸症が多いことです。それが原因で睡眠が中断され、眠りが浅くなります。

第四の特徴は、いろいろな病気を抱えていることです。

高血圧や糖尿病、肺気腫などの慢性呼吸器疾患、狭心症や心不全、逆流性食道炎や胃潰瘍、腰痛や膝痛、リウマチやパーキンソン病などさまざまあります。認知症や、脳梗塞などからくるもの忘れも、不眠の原因です。

高齢者の場合、伴侶や生きがいの喪失が引き金となって、しばしば抑うつ気分が現れてきます。気弱になり、不安や悲しみに打ち勝とうとして酒量が増えます。いろいろな病気を抱えているため、いろいろな薬を服用しています。抗不安薬や睡眠薬、降圧剤や糖尿病薬、胃薬や痛み止め、あるいはパーキンソン病薬や抗がん剤を常用している方もいます。これらの薬が不眠をもたらしていることも少なくありません。

第五の特徴は、高齢者特有の不眠症状です。**レム睡眠行動障害**という奇怪な眠りがその一つです。レム睡眠は、本来、全身の筋肉が緩んでいて声が出せない、起き上がれない、手足も動かないなど、いわゆる金縛り状態になります。ところが高齢になってレム睡眠の仕組みが壊れると、鮮明な夢の内容そのままを行動に出すことがあります。はっきりとした言葉で寝言を言い、大声を上げ、手足を動かしたりします。時には起き上がって家具に衝突したり、隣に寝ている人を蹴飛ばすなどの異常行動を起こします。どちらかというと高齢男性に多く、パーキンソン病やレビー小体型認知症が隠れていることもあります。

第六番目の特徴は、足回りにみられる異状です。**むずむず脚**は、眠ろうとして床に就くと、脚がほてり、ぴりぴりと痛痒くなるようでじっとしていられない。脚の位置を変えると治るので、つい脚を動かし、その繰り返しでなかなか寝つくことができないといった症状です。似たようなものに**周期性四肢運動障害**があります。睡眠中に足の親指が反り返り、続いて足首も反り返るという五秒足らずの異常運動ですが、六〇秒くらいの周期で繰り返す。

こむらがえりも増えてきます。寝ている時に突然、片方の脚の下腿部分に筋肉の収縮が起こり、ひどい痛みを伴います。六〇歳以上で三人に一人、八〇歳以上では二人に一人の割合でみられ、数分以内で収まりますが、後に疲労感が残ります。原因はその部分の筋肉のエネルギーや酸素の不足ですから、マッサージや温めることで消退します。運動しすぎた日の夜に多く、過度の飲酒や飲水量の不足、野菜の摂取不足がきっかけになります。

不眠対策の基本

十分な日光浴と適度の運動が、不眠対策の基本です。夜はリラックスして過ごし、眠くなるまで床に就かない。床に就いて二〇分経っても眠れなかったらいったん離床し、眠くなったら戻る。余分に長く床にいないようにするなどといった工夫も有効です。

さて人は、どれくらい眠れば十分なのでしょう。必要な睡眠時間には個人差があります。高齢者の場合は、六時間程度の睡眠を心がけると、深い眠りが得られるようになります。また毎朝、同じ時刻に起きるように、日常生活をアレンジすることも大切です。

そのうえで、就寝前の三時間ほどの間は、次のような工夫を心がけてみましょう。ぬるま湯入浴や足浴、静かな音楽の鑑賞、マッサージなどです。ハーブやアロマも生体リズムを整える効果があります。そして適切な暗さと室温など、快適な寝室環境の設定も有効です。

頑固な不眠には睡眠薬は有効ですが、高齢になると服薬した分だけ蓄積しやすくなりますので、過剰にならないよう注意することが大切です。

不眠の治療の基本は、生活習慣の見直し

高齢者に多い睡眠時無呼吸症は、正常な老人の三倍の頻度で、脳梗塞や心筋梗塞を発症しやすくします。動脈血管の内面には、血管内皮という層状にはりめぐらされた細胞膜があります。そしてそこから、循環を調節するホルモンなど、さまざまな善玉分子をつくり出しています。健康維持には非常に重要な内分泌器官です。

寝ている間に繰り返すいびきや無呼吸が原因で、血圧が上がると、この血管内皮の働きが乱れ、血液が粘っこくなり、血が固まりやすくなります。血液の凝固と溶けやすさとのバランスが崩れ、生体リズムが乱れてしまいます。

これが**睡眠時無呼吸症**です。いびきの重症度が高いほど、通常の二～三倍も、心臓病や腎臓病になりやすく、その悪化はいろいろな不眠症状を伴うようになります。

不眠は、糖尿病とも関連しています。糖尿病は六〇歳を超えると男性では三人に一人、女性では四人に一人が発症します。糖尿病の治療がうまくいっていないと、二人に一人が睡眠時無呼吸症になり、四人に一人にむずむず脚が現れます。

一方、不眠は糖尿病の原因です。寝つきが悪い、中途で目が覚めて困るといった不眠の人は、健康な人の二～三倍の頻度で糖尿病になりやすく、そして不眠の治療がうまくいくと、糖尿病も軽快します。

このように、**高齢者の不眠は生活習慣病の根源**ですので、何とか治しておきたいものです。

不眠の治療の基本は、生活習慣の見直しです。リラックスするための軽い飲酒はよくても、深酒は不眠の原因です。睡眠薬代わりのアルコールは、深い睡眠を妨げ、生体リズムを壊してしまいます。不眠と生活習慣病の悪循環のもとが飲酒ということもあることに注意しなくてはなりません。

深い睡眠をいざなう食事

脂っこい食事を好むと、普通の食事と同じカロリーでも体重が増えやすいことはよく知られています。また昼食後に襲ってくる眠気は誰にでもみられる正常な反応ですが、運転シミュレーターで長時間運転する実験では、脂肪分とカロリーたっぷりの重い食事を摂った人は眠気が強く現れ、運転ミスが多くなります。

つまり、脂肪分の摂り過ぎは肥満をもたらすだけではなく、眠気度を増幅するため、夜の眠りだけでは足りないかのように日中もこっくりこっくり舟をこぐようになります。過剰な眠気を引き起こし、生体リズムを乱れさせてしまうのです。**脂肪分を摂り過ぎると時計遺伝子の発現が少なくなり**、**生体時計の働きが弱くなる**ので時差ぼけになりやすくなります。

一方、規則正しい食事習慣は深い眠りをもたらし、記憶力の向上にも役立ちます。なかでも朝食の効用が大きく、食事内容としては糖質（炭水化物系）とともにトリプトファンが多

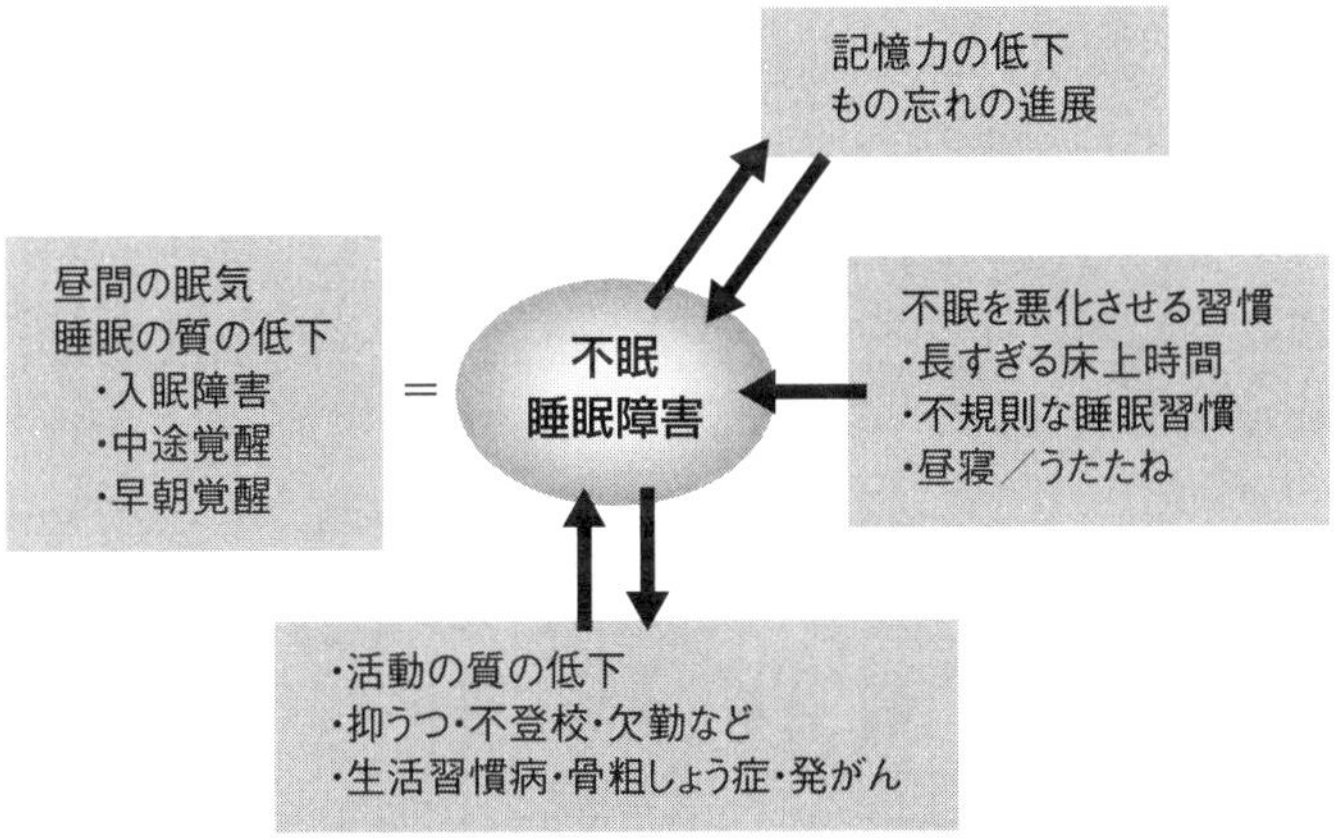

図12　不眠は認知症のもと

不眠とは、寝つきが悪いこと、途中で何度も目が覚めて困ること、朝早く目が覚めて困ること、朝起きたとき疲れがとれていないこと。そして不眠が原因で起きる、昼間の異常な眠気のことをいいます。不眠がいろいろな生活習慣病を引き起こすことが明らかにされていますが、近年、認知症の原因としても注目されるようになっています。不眠を増悪している生活習慣を避けることがまず第一の治療です。

く含まれる良質のタンパク質、ビタミンB_6の摂取が有効とされています。

ごまやくるみなどの植物種子、いわしやさばなどの青魚に多く含まれる不飽和脂肪酸を十分に摂ると、睡眠を誘うホルモン、メラトニン量が大幅に増えるので寝つきがよくなり、眠りも深くなります。

また最近では野菜や果物、ナッツなどに含まれるポリフェノールの摂取は、時計遺伝子の仲間であるサーチュインの働きを高め、生体リズムを整えることがわかってきました。

認知症になると八割は不眠症に

歳をとるともの忘れがつきものです

が、それが進行して認知症になると八割の人に不眠症が現れます。レム睡眠行動障害（一三四頁参照）や脚の異常が多くなり、昼間の眠気が強いことが大きな特徴です。認知症のご老人では、昼間ウトウト眠ってばかりなのが、夜間に覚醒し、うろうろ徘徊《はいかい》し興奮するといった、昼夜逆転がしばしばみられます。

逆に、昼間にウトウトすること（過眠症）が、認知症の原因ではないかという議論もあります（図12参照）。八〇歳前後の人を、三年間追跡調査したアメリカの研究では、日中に過度の眠気がある人は、ない人に比べて二倍も認知症になる確率が高かったそうです。

認知症になると脳が萎縮し、その働きが低下するため、ふだんあまり見られない、眠りの異常が現れます。多数の小さな脳梗塞が原因で発症する血管性認知症では、いびきがひどくなり、一分を超えるほどの無呼吸を繰り返すことも珍しくはありません。

レビー小体型認知症では、眠っているときに異常運動が現れることが多く、周期性の四肢運動障害を三〇〜六〇秒おきに繰り返します。

アルツハイマー型は脳の萎縮が高度なため、不眠のパターンはさまざまですが、深い眠りが減って睡眠時間が短くなり、途中で何度も目が覚め、病状の進行に比例してレム睡眠が少なくなっていく、というのが一般的な特徴です。アルツハイマー病は初期のうちからメラトニンをつくる松果体《しょうかたい》に異常が現れ、なかでも時計遺伝子が減少しますので、発病前から生体リズムが乱れ始めます。昼間ぐっすり眠り、夜間に覚醒して徘徊や興奮するといった昼夜逆転がみられることもあります。この傾向は病気の進行とともに顕著になっていき、日没症候群という症状が現れてきます。夕方になると決まって不穏になり、大声を上げ、泣き、助けを求めるように叫ぶ。物や床を引っかく、たたく。あるいは焦ったようにうろうろし、暴言を吐き、攻撃的になってきます。

認知症の人への不眠治療はなかなか難しく明快な指針はありません。睡眠薬を使用すると夜間の転倒リスクが増大して危険です。あるいは、翌日への持ち越し効果で、昼間に不活発になってしまいます。ですから治療の基本は、まずは夜と昼の休息と活動のリズム（生体リズム）を強化することです。乱れてしまった（あるいは、乱れ始めた）生体リズムを修復し、改善することが基本です。**規則正しい生活スケジュールを指導し、実行してもらう**ことこそ有効です。

アルツハイマー病では、目の黄斑変性症や視神経萎縮によって、視力の低下を合併していることが多くみられますので、たとえば日中、一〇〇〇ルクス以上の比較的強い光環境をつくり、その下で生活させるとか、あるいはメラトニン自体を補充することも有効です。わが国ではメラトニンの分泌を増やす、ラメルテオン（商品名ロゼレム）が市販されています。

3 加齢と生体時計

加齢による生体リズムの変化

脳梗塞や脳出血から守られているのが生体時計の特徴ですが、それでも歳を重ねるとともに少しずつ変化が現れてきます。

医学用語では歳をとることを**「加齢」**、それがもたらすからだの働きの変化を**「老化」**と呼んでいますが、生体時計にも老化の兆しが訪れてきます。ここでは生体時計の老化について解説していきます。

生体リズムの老化には次の四つの特徴があります。

(1)生体リズムにメリハリがなくなる

メラトニンや性ホルモンなどの分泌が低下し、活動と休息、体温、飲水などの行動リズムが昼夜を通して不明瞭になってきます。なかでも十分な睡眠が得られなくなるのは、睡眠リズムを調節している時計細胞が減り、時計遺伝子も少なくなって、松果体のメラトニン関連細胞数も減少し、メラトニンの量が低下すること。そして体温あるいは活動に関係する副腎皮質ホルモンのリズム性が失われてしまうためです。

脳の松果体から分泌されるメラトニンは、脳の親時計にあるメラトニン受容体に働きかけ、乱れた体内時刻を修復し、正しい体内時刻を維持する働きがあります。睡眠の質を改善し、生体リズムの位相を前進させることによって入眠を誘います。

ひと昔前、老齢ラットに若いラットの松果体を移植すると若返り、寿命も延びたという実験結果から、松果体にこそ若さを保つ秘密がある、という考えが一世を風靡《ふうび》しましたが、松果体から分泌されるメラトニンの働きがその主役でした。

メラトニンには、入眠を誘うだけではなく、睡眠と覚醒リズムと連関しつつサーカディアンリズムを調節し、自律神経や免疫系にも作用することで健康を保持する働きがあります。骨粗しょう症や発がん、老化を遅らせるなど、さまざまな作用が注目されています。

いうまでもなく、生体リズムの乱れ方には個人差があり、生活環境因子に大きく影響されます。そのため、生体時計の老化はライフスタイルを見直し、生活環境を整えることで、かなりの程度まで予防できます。

(2)サーカディアンリズムの位相が前進する

サーカディアンリズムの位相が前進し、早起き・早寝になります。あたかも一日が早く来て、早く終わるかのように変わっていきます。高齢者が朝早く目が覚め、夕方になるともう眠くなり始めるのはそのためです。

動物実験でも、老齢のラットやハムスターは活動開始時刻が早くなっています。そこで明暗環境を遅らせて設定し、若齢群のサーカディアンリズムの位相に近づけようとしても、なかなかできません。長い日時をかけてようやく近づけても、明暗環境のリズムを前進させると、いとも簡単にもとの早起き早寝のリズムに戻ってしまいます。

（3）サーカディアンリズムの周期（一日の長さ）が短くなる

加齢による生体リズムの乱れに加えて、内因性リズムの周期長が短くなることが原因です。約二五時間の生体リズムは、七五歳を過ぎると約二四時間程度まで短くなります。ただし、これにも個人差がありますので、睡眠・起床時刻を記録するなどして、自分のリズムの周期長を確かめてみてください。

（4）光同調が拙劣になる

高齢者は海外旅行での時差ぼけが大きく、帰国後もなかなかとれません。光同調（生体リズムを外部の光周期に同調させる働き）が拙劣になることが原因です（次項参照）。

脳の生体時計に現れる老化現象は、次のように説明されています。七〇歳代に入ると、脳と細胞の時計とを連絡する神経線維の数が減り始め、八〇歳を超えると、脳時計の中にある時計細胞の数も減ってきます。それがもとでサーカディアンリズムにメリハリがなくなり（振幅が低下し）、位相が前進し、周期は短くなって、リズムが分断されやすくなります。その結果、脳の時計から発振される生体リズムのエネルギーが、加齢とともに減衰するため、末梢細胞にまで届かなくなってしまうのです。

高齢マウスを使った実験でも、脳の生体時計からのシグナルが細胞の時計まで届かないことが観察されます。一方、若齢マウスの時計を高齢マウスに移植すると、生体時計からのシグナルが回復し、細胞にも明瞭なリズムが現れます。

この実験では、リズムが回復するだけではなく寿命まで延びました。時を刻む仕組みの維持に、寿命を決定する大きな何かが隠されていることを示しています。

人は目から衰える

生体時計には毎朝、太陽の光を利用して地球の針とのずれを調整する「光同調」と呼ばれる働きがあります。光を繊細に受容することは、生体リズムを正しく奏でるためにとても重要な仕組みなのです。

「人は目から衰えていく」と言われるように、加齢の影響は、まず眼の網膜の光受容に現れます。生体リズムの光同調は、網膜にあるメラノプシンという光受容タンパク質が担当していて、眼が見えなくともメラノプシンがあれば光受容はできます。

メラノプシンの発見（一九九八年）によって光同調の仕組みが解明されてから一五年足らずですが、その間、いろいろなことが明らかにされてきました。

たとえば、形態学的には一見何の変哲もない網膜でも、光を受容する感度は加齢とともに確実に落ちていくこと。一見健康な高齢マウスでも、しばしば若齢マウスの二〇分の一未満にまで低下しています。高齢マウスはメラノプシンを介する光受容の効率が減退し、すぐに誘導されるはずの時計遺伝子の発現が遅れ、その発現量も著しく減少していました。

北米で冬に心血管系事故が多発する理由として、日照時間が注目されています。緯度が高くなるほど冬の日照時間は短くなり、生体リズムを維持するメラトニン量が少なくなるため、生体リズムが乱れやすくなるからだという議論です。

高齢になったら、まずは光受容の感度が低下しているものと考え、早期にそれに対応する工夫を始めることが大切です。少しでも多くの光を浴びるように日常生活を工夫する。もし白内障が原因なら早めに治療するなど、目に対する気配りこそ高齢者に必要な養生の第一歩です。

時計遺伝子は老化にどう関わっているのか

ここまで生体時計の老化について解説してきました。それでは時計遺伝子は、老化にどのように関わっているのでしょう。

コアの時計遺伝子である**クロック**は、加齢とともにその発現量が低下します。クロックに異常があるマウスは、白内障や皮膚炎などの病的老化が生活年齢よりも早く現れ、寿命が短くなり、最高寿命は二〇％も短縮していました。

時計遺伝子**ビーマルワン**も同様です。ビーマルワンが欠損したマウスでは、筋肉量、内臓脂肪や皮下脂肪の減少から骨粗しょう症になり、白内障が現れ、毛髪は薄くなり、貧血などの老化の所見が早期に現れます。二年以上生きるはずのマウスが、わずか二ヵ月足らずで死んでしまうなど寿命も短くなっていました。

もともと時計遺伝子には糖尿病や脂質異常症を予防する役割があり、遺伝子変異をもたらすほどのストレスがあっても、それを緩和する作用を備えています。この二つの働きがなくなることで加齢変化が早く現れ、老化が急速に進行し、寿命が短くなるのだろうと考えられます。

時計遺伝子パーと老化との関わりに関してはまだ不明な点が多々あります。一例をあげると、パーツーをノックアウト（除去）したマウスは放射線に敏感になり、たちまち悪性リンパ腫になってしまいます。しかし、これはビーマルワンの低下による二次的な結果と考えられています。

逆に、時計遺伝子クライの喪失は発がんリスクを予防し、寿命を延ばします。平均寿命が五〇％も長くなったという報告もあります。

このように、加齢と老化と寿命への関わりは、時計遺伝子ごとに異なります。近い将来、もっと詳細にその仕組みが解明されれば、老化を予防し寿命を長くするための画期的な知見が得られることが期待されます。

4 もの忘れ老人の時空

認知症の原因は生体時計の乱れ？

後期高齢者の老人に、これからの余命をどのように生きていきたいかと尋ねると、ほとんどの人が「ボケたくない。認知症になって家族に迷惑をかけたくない」と答えます。何としても認知症にだけはなりたくない。これが、多くの人の望みのようです。

最近、もの忘れと生体時計との関係が明らかになってきました。歳をとってからのもの忘れや、アルツハイマー病の予防に、生体時計は重要な働きをしていたのです。

生体時計が記憶に関係していることを、世界で最初に見つけたのは、首都大学東京の坂井貴臣《たかおみ》博士です。二〇〇四年、米アイオワ大学留学中に、ショウジョウバエを使ってある実験を行いました。通常、ハエに何かを記憶させるには、七時間以上の記憶訓練が必要です。そこで時計遺伝子パーを過剰に発現させてハエの記憶力を調べてみると、そのハエは、ずいぶん早く記憶することができたのです。時計遺伝子パーの発現量が多いほど、記憶力がよくなっていました。ハエにとって時計遺伝子パーは、記憶の効率を上げるために必要な要素の一つでした。

この実験をみた多くの研究者は、人でも生体リズムがもの忘れを守る役割をしているのではないかと考えました。

「アルツハイマー病の人の生体リズムはどうなのだろう。時計遺伝子が少なくなっているのではないか」

そう予測して、二〇一一年、あるアルツハイマー病患者が亡くなったとき、その脳の時計遺伝子が調べられました。予想どおりでした。ビーマルワンという時計遺伝子に異常が見つかったのです。

アルツハイマー病の原因に、ハエと同様に、時計遺伝子が関係していたのです。そこでア

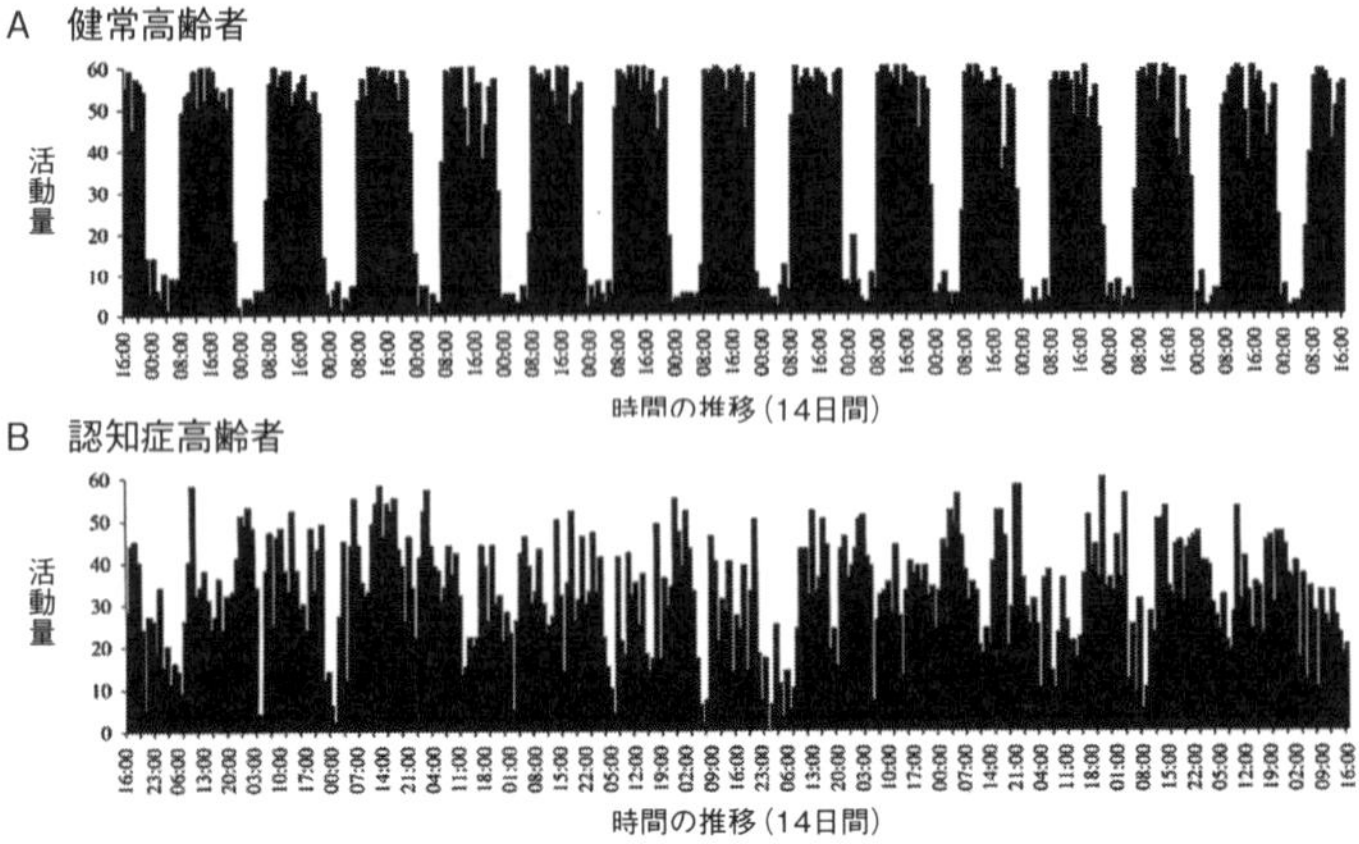

図13　認知症になると乱れてしまう生体リズム

14日間の活動量を計測してみると、健康な人は約24時間周期で、規則正しく眠ったり起きたりを繰り返しています（図上段）。一方、認知症のご老人では、それが不規則になり、生体リズムが乱れてしまっています（図下段）。

（Carvalho-Bos S et al. Am J Geriatr Psychiat 2007; 15: 92-100.）

ルツハイマー病の原因になる時計遺伝子の調査が開始されました。

アルツハイマー病になると、人は、生体リズムに異常が現れ、しばしば不眠を訴えます（図13）。ある老人は、毎夜の不眠に苦しみ、そのストレスからか、やがてアルツハイマー病になってしまいました。時計遺伝子クロックの異常が、この老人の不眠の原因でした。

二〇一三年、中国四川省の四川大学華西医科大学の王正栄教授は、アルツハイマー病と診断された二九六名（平均年齢七八歳）を対象にして、網羅的に時計遺伝子の異常を調べてみました。その結果、アルツハイマー病の原因として、なかでも時計遺伝子クロックが重要であることを発見したのです。

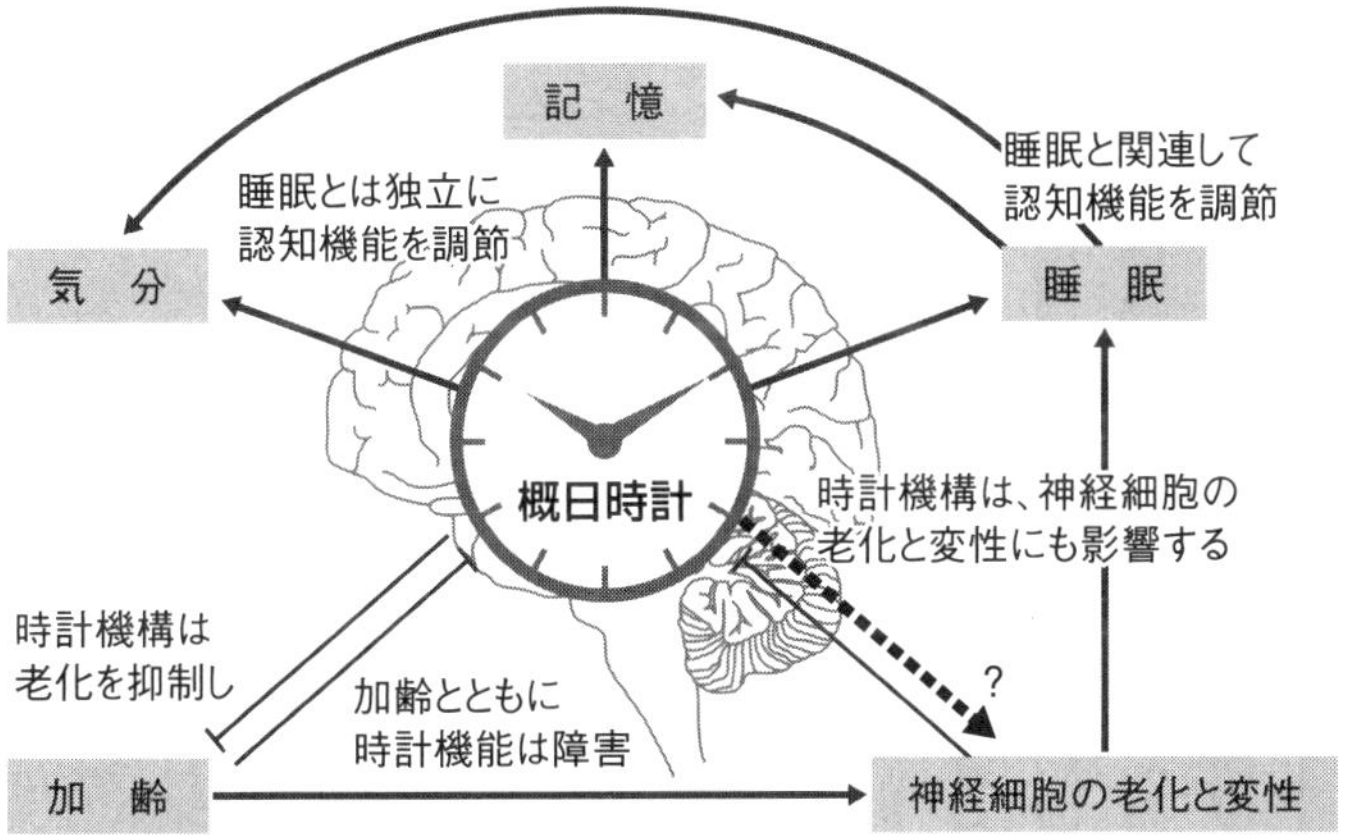

図14　もの忘れを予防する生体時計

私たちのからだにある約24時間の生体時計（図中、概日時計）は、老化の進行を抑え、脳の神経細胞が壊れていく(神経細胞の老化と変性）のを防ぎます。直接、脳の細胞に働きかけて記憶力を高め、睡眠の質をよくして、もの忘れを防ぎます。抑うつ気分を取り除くという働きももっています（Kondratova A et al. Nature Rev, 2012）。

そこであらためて、生体時計が乱れると記憶がどのように壊れていくのか、生体時計と脳の組織とはどのように連携しているのかという研究が進められるようになりました。

二〇一三年、米ミシガン大学のグリトン博士らは、ラットの脳の生体時計を壊すと記憶力が著しく低下することを見い出し、その理由として前脳から脳時計までのアセチルコリン連絡路が遮断されるからとの研究成果を報告しました。生体時計とともに神経ネットワークが重要であることを示しています。

もちろん、アルツハイマー病の原因は多様で、時計遺伝子の異常だけが原因というわけではありません。よく知られている原因に、アミロイドβ《ベータ》というタンパクがあります。それが脳に過剰に産生され、沈着してしまうことで、アルツハイマー病が発症するといわれています。アミロイドβは不眠をもたらし、生体リズムを狂わせます。そして不眠や生体リズムの異常それ自体が、アルツハイマー病の病状を進行させるという、悪循環の関係が生まれることが、病状が進行する主たる要因といえるのかもしれません。

生体リズムを維持するメラトニンは、加齢とともに減り、七五歳を超えると思春期の一〇分の一から二〇分の一にまで減ってしまいます。これが高齢者にみられる不眠の一因ですが、**アルツハイマー病ではメラトニンの減少が著しく、ほとんどなくなっている**といわれています。ですから病状を進行させないためには、眠りの環境を整えることとともに、適度のメラトニンを補充することが有効です。国内ではメラトニン受容体に作用し、メラトニンを増やすラメルテオン（商品名ロゼレム）が市販されています。

もの忘れ老人の「こころの時間」

第一章で、時間とは何かについて考えました。「**こころの時間**」について、もう一度考えてみましょう。

子どもの頃、ゆっくりと流れていた時間は、老年期に入るとあっというまに過ぎ去っていきます。フランスの心理学者のジャネットは、時間の長さの感覚は、年齢と反比例すると考えました。たとえば、同じ一年であっても一〇歳の子どもにとっては人生の一〇分の一であり、一方、七〇歳の老人にとっては七〇分の一のように感じる。その結果、加齢とともに時間が短く感じられるようになるという仮説です。

「こころの時間」とは、このような時間の感覚を指すのですが、それがどこでどのようにつくられているのか、まだすべてが解明されたわけではありませんが、少しずつわかってきました。数時間後や数分後を予知する砂時計型の時計が、「こころの時間」と深く関わっていました。

砂時計型の時計にも、いろいろな時計があります。五秒や一〇秒の時間の経過を予測することを、短い時間長の予測と言います。そして三〇秒を超える時間長は、長い時間と呼ばれます。

短い時間長の予測は、加齢の影響を受けることなく正しく維持されます。たとえば、八〇歳という高齢でも、五秒後や一〇秒後を正確に予測することができます。ですからそれが乱れたときは、もの忘れがかなり進んでいるということになります。一方、長い時間長を予測する力は、加齢とともに乱れてきます。健康な老人では長くなり、脳梗塞、パーキンソン病では短くなります。

さて、もの忘れ老人のこころの時間はどうなのでしょう。

私たちは高知県T町で、七五歳以上の高齢地域住民の健康調査を行ってきました。そこでも短い時間長の予測は、一〇〇歳近くになっても、そしてもの忘れがあっても正しく維持されていました。一方、長い時間長の予測は、もの忘れが進むとともに乱れていきました。

もの忘れが出てくると、その人は睡眠時間が長くなり、中途覚醒の回数が増え、背中のしなやかさがなくなっていき、歩く速さが遅くなり、握力が低下し、片足立ち時間が短くなっていきます。ボタンのつけはずしなどの手指の運びがぎこちなくなり、嚥下《えんげ》が下手になって、飲み込み間違いが起こるようになります。このようにもの忘れにはいろいろな症状が合併していますので、その原因は、何カ所もの、脳の部位が故障しているためと考えられてきました。

脳画像解析の研究から、大脳皮質の前頭前野や側頭葉といったいろいろな部位が、こころの時間をつくりだしていると考えられてきました。記憶や判断などの精神活動を調節している、脳の数多くの重要な場所が協同しているとの考えです。そのネットワークは膨大で、綿密です。大脳皮質、線条体と海馬《かいば》を中心とする大脳基底核、そして小脳など、ほとんどすべての脳が関わっていました。

さて、もう一つの考えがあります。**島皮質《とうひしつ》という小さな脳（リトル・ブレイン）**が、そのすべてを担っているとの考えです。全身からの感覚情報は、くまなくこの小さな脳の後方部に入力されます。その情報は速やかに前方に向かって伝わっていきます。その過程で、まずホメオスタシスと自律神経に関する情報を受け、続いて外部環境の現況、情動、社会の動きなどの情報を受けて、「その瞬間」の自己を認識します。このようにして感じとった一瞬一瞬の自己の意識は、過去から現在、そして未来へと、現れては消え、消えては現れと、連続的に変化していきます。それがこころの動きです。

このとき何らかの緊張や、情動が付加されると、自己を感じる一瞬の時間が、その前後で拡張し、こころの時間の速さが変わります。たとえば偶然、幼少時に記憶した味覚に接したとき、それを美味しいと感じ、昔が懐かしく思い起こされ、時間がゆっくりと過ぎていくなどといった感覚は、リトル・ブレインがつくりだしています。

学生時代の私は、こころは心臓にあると思っていました。それが心臓内科医を志した理由の一つでした。

医師になって患者さんと接していくうちに、こころは心臓ではなく、脳にあることに気がつきました。その後、脳もこころの座としては十分ではないと考えています。情動や身体感覚、自己の意識を総括するには、あまりにも専門化しすぎていると思います。突然死やアルツハイマー病の急死の原因を追い求めていくうちに、島皮質に巡り会いました。それは全身からの情報を受けとり、即座に判断して、それを全身に発信しています。表情や情動、心血管系からの危険信号を受けとり、内臓の働きを調節しています。
今では、島皮質こそ、こころのありかだと考えています。

アルツハイマー病の「こころの時間」はゆっくり流れる

さて、アルツハイマー病のこころの時間はどのように流れているのでしょう。次のように考えられます。

生体時計は故障してしまいましたので、朝とか夜の感覚はもうありません。季節時計も働かなくなっていますので、春だとか夏だとかといった感覚もありません。しかし、一〇秒程度の短い時間は、健康な人と同じように感じることができます。お友だちと話をし、遊戯を楽しむことができるのは、この小さな砂時計のおかげです。

もう少し大きな砂時計は、少し故障し始めています。六〇秒の時計や、一八〇秒の時計、六時間の時計など、どの砂時計も砂の落ちる速さが速くなっています。たとえば四五秒で六〇秒の時間が経ったと感じます。ですから、一日の長さは、普通の人と比べると一・三倍（六〇秒÷四五秒＝一・三）長いことになります。

アルツハイマー病のこころの時間は、ゆっくり流れているのです。朝もなく夜もなく、季節もありませんが、アルツハイマー病の人は、ゆっくりと楽しい時間を過ごしているようです。

第五章

不老長寿と食のリズム

これまでの栄養学は、「何を食べるのがよいのか？」が主たる研究課題でしたが、時間医学の立場では、それだけでは十分ではありません。「どのようなタイミングでいつ食べるのがよいか？」、あるいは「どのように栄養を与えるべきか？」、そして「背景疾患によって、食のあり方はどのように異なってくるのか？」など、いくつかの課題が残されていました。

早稲田大学の柴田重信教授らは、この食の時間医学に挑戦し、**「時間栄養学」**と**「生体時計作用栄養学」**という新しい学問として体系化しました。

腹時計と病気との関わりについても、いろいろなことがわかってきました。膵臓《すいぞう》の子時計にある時計遺伝子をノックアウト（除去）すると、そのマウスは糖尿病になります。人も、時計遺伝子に異状があると、糖尿病になりやすいことがわかってきました。

そこでこの章では、正しい食のリズムが導く不老と長寿について紹介したいと思います。

健康を導く時間栄養学

「何をいつ、どのように食べるか」という食のリズムは、老化のスピードに影響し、寿命を延ばします。

どのようなタイミングでいつ食べるのが効果的なのでしょう？

なかでも大切なのが朝食です。**朝できるだけ決まった時間に食事を摂ると効果的**です。朝の光が、生体時計の針を地球の自転の針に合わせる役目をしているように、食事も、生体時計の針を調整する役目を担っているからです。その効果は、空腹の時間が長いほど大きいことがわかっています。夕食から朝食までの間の時間は、朝食と昼食、昼食と夕食の間隔に比べて長いことから、時計機構への影響は朝食がもっとも強いわけです。朝食の効果を十分発揮するには、ある程度しっかりした量を食することが必要です。

食事のリズムを調節している、生体時計のような仕組みとは、何なのでしょう？まだその正体がわかっていないので、**ＦＥＯ（摂食時計。いわゆる、腹時計）**と呼ばれています。腹時計は、脳の生体時計とは別物のようです。

ラットなどの動物で、毎日一定時刻にだけ餌を与える（制限給餌）という実験を行うと、その動物のホルモンのリズムは、食事時刻に引かれるかのように変化して、食事時刻の直前にその活動性が高まるようになります。まるで「給餌を予知」しているかのようにみえます。この摂食リズムを調節している摂食時計の存在場所は、まだわかっていません。

動物は数日のうちに、食事のリズムに適応し、その限られた時間のうちに日分の食物を摂るようになります。摂食時計の影響は、脳の親時計からの指令よりも強く、からだの子時計のリズムは、たとえば明暗条件に関係なく、時を刻み始めます。

通常は脳に操られているはずの体温や運動、あるいは脈拍数のリズムすら、摂食時計のリズムに影響されて変化してしまうのです。腹時計の力は、生体時計よりも強力でした。

腹時計のありか

「どのように栄養を摂るのがよいか?」について考えてみましょう。

鼻から胃袋への鼻腔栄養や、胃管からの経管栄養と、静脈から栄養を送る中心静脈栄養の比較が検討されました。その結果、食事由来のサーカディアンリズムは、鼻や胃からの経管栄養では発現しましたが、血管からの中心静脈栄養の場合には現れませんでした。広島大学の加藤秀夫博士は、その理由が、腸に腹時計があるためと推測しました。

「経管栄養では、胃・小腸・大腸が刺激される。消化管のどこかに、サーカディアンリズムをつくりだすセンサーがあるのだろう」と考えたのです。

そこで動物実験で、まず、小腸の後半部分にあたる、回腸を切除してみましたが、サーカディアンリズムには何の影響も現れませんでした。そこで、小腸の前半部分にあたる空腸を、切除してみました。するとサーカディアンリズムがなくなりました。

サーカディアンリズムをつくりだすセンサーは、空腸にあったのです(図15)。

「食事をすると空腸が刺激され、ホルモンが分泌され、それが生体リズムをつくりだしている」。加藤博士はそのように考えました。

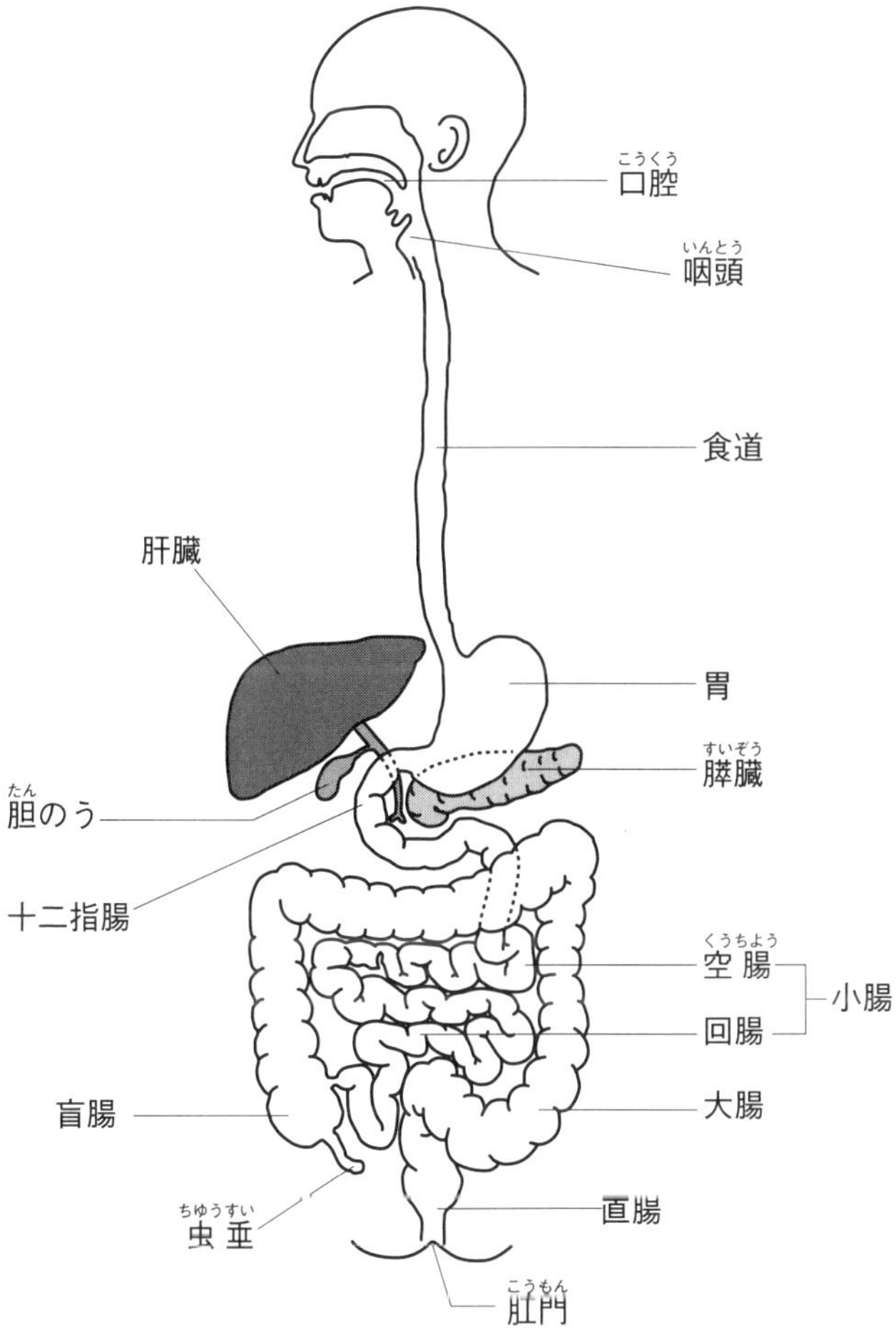

図15　腹時計のありかは空腸

生体時計は、脳の視床下部に親時計があります。心臓や腎臓などのからだの細胞にも子時計があります。一方、腹時計がどこにあるのか、1個なのか数多くあるのか、まだわかっていません。今、有力なのが小腸の中の空腸という部分です。

代謝のリズムをつくる時計遺伝子

昔から「腹八分目に医者要らず」といいますが、代謝を調節する多くのホルモン、たとえばインスリンやグルカゴン、レプチンやグレリンなどは、いずれも明瞭なサーカディアンリズムを示します。

レプチンは脂肪細胞から分泌され、脳の視床下部に作用して食欲を抑えるホルモンです。一日の中で睡眠中にピークが現れますので、早くから生体リズムとの関係が注目されていました。予想どおりレプチンは、脳の生体時計に作用して、その働きを調節していたことがわかりました。

時計遺伝子の働きに異常があると、生体リズムが乱れるだけではなく、代謝調節も障害されます。たとえばクロックに異常が起きると、摂食リズムにメリハリがなくなり一日中食べてばかりになって、肥満やメタボリック症候群をもたらします。高コレステロール血症、肝臓障害、高血糖などの代謝異常が現れます。

またビーマルワンの異常では、肝臓で血糖レベルを調節する遺伝子のリズムが消失し、肝臓の働きが壊れるので、低血糖発作に繰り返しみまわれます。

つまり、**時計遺伝子の働きなくしては正常な代謝、エネルギーのホメオスタシス（恒常性）**

が維持できないということです。

そして時計遺伝子が効率よく働くには、**時計タンパク**の助けが必須です。時計タンパクと代謝と寿命との関わりについて、以下のことがわかっています。

（1）時計タンパクは、時計遺伝子の発現を調節し、脂肪の代謝を調節する

（2）飢餓状態を感知するセンサー（AMPK）は、時計タンパクの働きを調節し、AMPKの働きを高めると寿命が延びる

（3）細胞の栄養状態を感知するセンサー（mTOR）の働きを阻害すると寿命が延びる

（4）長寿遺伝子として注目されているサーチュインワンは、時計遺伝子に働きかけて生体リズムを調節する。ワインなどに含まれるレズベラトロールでその働きを高めると寿命が延びる

少々専門的でわかりにくいかもしれませんが、要するに、私たちのからだには時計遺伝子や時計タンパクに連動するいくつかの代謝経路があり、何らかの手段でそれを刺激すると寿命を延ばすことができる、ということのようです。

生体時計と代謝のそれぞれが調和を保ちつつ効率よく任務を果たしたときに、はじめて長

寿が醸《かも》し出されることを示しています。

一日の長さを整える緑茶、コーヒー、ハーブ

食事の効用とは別に、**お茶**や**コーヒー**、そして**ハーブ**には、生体リズムの乱れを治し、正しいリズムを維持する働きがあります。

食事をする、しないは、生体時計のリズムの長さに影響します。たとえば、ある動物を絶食状態にすると、その動物は朝、早く起きて餌とり行動を開始するようになります。空腹のシグナルが腹時計に伝えられ、生体時計のリズム（サーカディアンリズム）の長さが短くなったためと解釈されます。一方、十二分に食餌を与えると、「栄養が十分獲得できたよ」という信号を受けて、生体はリズムの長さを長くし、時計の針を遅らせて朝遅くまで寝坊をするようになります。

食事を摂る、摂らないで変化する、この生体リズムの長さ（時間生物学の言葉で、周期）にみられる食事の効用は、食べ物だけではなく、**緑茶**や**コーヒー**、**塩分**や**アルコール**、そして**ハーブ**にもみられます。たとえば、コーヒーやお茶を生活習慣として飲用していると、行動リズムなどにみられる生体リズムの長さは長くなり、生体リズムを整えます。コーヒーやお茶には、末梢臓器にある子時計に働きかけ、状況に応じて三時間くらいの時間《とき》の流れを調節

するという効力があります。

ハーブにも生体リズムの乱れを防ぐという効果があります。パッションフルーツやパッションフラワーに豊富に含まれている**ハルミン**も、ハーブの成分の一つです。

ハルミンは、時計遺伝子ビーマルワンに作用して生体リズムを調節し、生体リズムの乱れを防ぎます。ハーブとしてのハルミンを就寝前に服用すると、生体リズムの周期を長くするように働くことで、朝の起床時刻を遅らせ、深い眠りをもたらします。五時間程度の生体リズムの乱れなら、調節できるほど強力です。そのほかのいろいろなハーブについても、これからその効用の詳細が、明らかにされてくることでしょう。いろいろな病気に漢方薬が使われているのと同じように、ハーブもリズム異常を治すことで、未病の治療薬になるという日が来ることと思います。

食材やハーブなどは、時計細胞の核内受容体に働きかけて生体リズムを整えます。人のからだにはいくつもの受容体があります。ある物質が受容体に働くと、たとえごく微量であっても、その効果は大きく増幅されます。細胞核にある受容体は、核内受容体と呼ばれ、生体時計の針を調節する役目も担っています。植物由来の成分や栄養素は、ここに作用して生体リズムを調節しているのです。

ウコンのクルクミン、柑橘類に含まれるβ《ベータ》クリプトキサンチン、タマネギなどに含まれるケルセチンなどの食材の成分も、核内受容体に働きかけて、コレステロールを改善し、血糖値を正常に保ち、心臓や脳の血管や細胞を保護しています。

今では、緑黄色野菜、えんどう、大豆、パセリ、生姜、唐辛子、コウボク、ぶどう、あるいはムラサキツメクサやセイヨウオトギリソウなども、核内受容体に作用して、いろいろな効力を発揮することがわかっています。血糖を下げる作用、コレステロールを改善する作用などがあって動脈硬化を防ぎ、生体リズムを整えて骨粗しょう症を予防します。動物で見つかっているこの効果が、人でどのくらいの効力が得られるのか、臨床試験で明らかにされていくことでしょう。

カロリー制限は老化や寿命にどう作用するか

カロリー制限とは、一日のカロリーを自由摂食条件の摂食量の六〇〜七〇%に制限することです。

動物に長期間のカロリー制限を行うと、動脈硬化や糖尿病にかかりにくくなって、腎疾患や白内障、そして発がんなど、加齢とともに現れてくるさまざまな病気を予防することができます。

人でも、カロリー制限によりその寿命が延びると考えられています。

カロリー制限は、老化や寿命にどのように作用して、それを調整しているのでしょうか。いろいろな仮説があります。酸化ストレスへの抵抗性を高めるためとか、活性酸素による傷害を減弱するためと論じられています。なかでも、**サーチュイン**の関与が注目されています。サーチュインワンは、エピジェネティックな生体リズムの担い手です。エピジェネティックとは聞きなれない言葉ですが、遺伝子由来（ジェネティック）以外の、たとえばタンパク質などの要因がもたらす、生命の仕組みのことを言います。

時計遺伝子も同様で、時を刻む仕組みの主役とまで言われているのが、時計タンパククロックと、サーチュインタンパクです。カロリー制限をするとサーチュインワンが増えてきます。それが生体リズムを強化し、加齢のスピードを抑えて寿命を延ばすと考えられています。

長寿を導く遺伝子、サーチュイン

人は食べ物を摂取、それをもとに脂肪やタンパク質を合成していきます。あるいはすでに蓄積している脂肪分などを分解して、活動のためのエネルギーをつくりだします。この一連の化学反応のことを**代謝**といいます。生体時計は、効率よくエネルギーがつくりだされるよう、代謝を調節していました。

奈良先端科学技術大学院大学の中畑泰和《やすかず》博士は、代謝調節と老化制御に関与しているサーチュインに注目しています。乱れた生体リズムを整え、そのメリハリを大きくし、明瞭にするという役割を担っているからです。

サーチュインには、数多くの優れた作用があります。

（1）細胞中のミトコンドリアの働きを活発にし、エネルギー効率を高める

（2）健康な細胞を次々傷つける毒物（活性酸素）から身を守り、動脈硬化の進展を予防する

（3）免疫力の低下も改善し、抗がん作用を高める

サーチュインは、長い飢餓の歴史の中で生き抜くために、飢餓対策として獲得した、健康長寿をもたらすための物質だということができます。

サーチュインの働きを高めるには、二つの方法があります。

まず一つは、食事のカロリーを制限することです。人も、**食事の量を二五％ほど減らす**と、サーチュインの働きは活発になり、老化のスピードは遅くなります。カロリー二五％減の食事を続けると、半年で、サーチュイン遺伝子の働きが一・五倍近くにアップしました。

二つ目は、**ポリフェノールの一種であるレスベラトロールを摂取する**ことです。レスベラ

トロールは、赤ぶどうの皮や赤ワイン、ピーナッツの皮やイタドリ（多年草植物）に含まれています。

認知症にならないための食

さて、新しい脳が溶けていくと、人は認知症になります。ものごとが正しく判断できなくなり、記憶力が低下し、食事をしたことを忘れていつも食をねだり、身だしなみを整えることもなく着衣は乱れ、入浴もせず、トイレでの排尿・排便ができなくなってしまいます。新しい脳が、正しく働かなくなったからです。

一方、古い脳が傷ついてくると、人は怒りっぽくなり、すぐ癇癪《かんしゃく》を起こし、意味もなく笑ったり泣いたり、異様に怖がったりするようになります。異常に食欲が亢進《こうしん》し、食べられないものでも口にするという行動に出たり、性欲が亢進して社会問題を起こすなど、人格が壊れてしまいます。

認知症、とくにアルツハイマー病の予防に有効な食事があります（表2）。栄養素では、**ビタミンCとビタミンEとカロテン**に予防効果があります。単品では効果が少なく、これらが一緒に含まれている、**緑黄色野菜**を十分に摂ることが必要です。

食事の量は、ほどほどに摂ること、魚や野菜からオメガ3不飽和脂肪酸を十分に摂ること、肉類とチーズ・ヨーグルトなどの乳製品を控えめにすること。そして、少し意外と思うかもしれませんが、飲酒習慣のある人なら、毎日グラスで三杯までのワイン（あるいは、アルコール飲料）を規則的に摂取することがよいと言われています。

さて、認知症になってしまうと、その人の食事はどのようになるのでしょう。

いくらでも食べるよう（過食）になります。甘いものや濃い味が好きになるともいわれます。脳の画像検査から、この嗜好の変化には、右側の島皮質《とうひしつ》の前方部が関連していました。もの忘れが始まり、進行していくと、同じものばかりを買ってきて、同じメニューばかりをつくるようになります。スーパーなどで食品を盗食するといった異常行動も、同様の嗜好の変化を反映しているのだと思います。もっともの忘れが進行すると、食事を食べたことを忘れ、何回も要求するといった振る舞いが現れてきます。

認知症にみられる食の姿は、口から食べるという行為が、人の生活に楽しみと希望とを与える行為でもあることを教えています。

ですから認知症の人のケアには、その人が健康だった頃の食生活史を思い起こしつつ、いつ、だれと、何を、どのような環境で食べるか、といった食事環境をデザインして、認知症の人に向かい合い、支えていくという心がけが大切です。

1．ほどほどの食事量を摂取すること

2．野菜・豆類・果物をたくさん摂ること

3．サラダにかけるオリーブ油（に含まれる不飽和脂肪酸）が認知症の予防に有効

4．魚（に含まれるオメガ3不飽和脂肪酸）を比較的多めに摂ること

5．チーズ・ヨーグルトなどの乳製品は、少なめの摂取を心がけること

6．牛肉・鶏肉などの肉類は少なめに

7．飲酒習慣がある人は、毎日グラスで3杯以下のワインの飲用が有効

註1：認知症を予防するのに有効な栄養素の研究から、ビタミンC、ビタミンE、カロテン、ビタミンB_6、B_{12}、銀杏葉エキス、葉酸、ワインなどが注目されています。いずれも十分量をバランスよく摂ることが必要です。栄養素に気を配りつつ、上記の7つの項目に着目して、美味しい食事をつくるように工夫してください。

註2：糖尿病や高血圧があると認知症になりやすいため、そのための食事療法を併用することも必要です。

註3：中等量以上のアルコール摂取は、脳の萎縮を引き起こすといわれています。その点では、上記の7番目の推奨については、グラスで3杯以下のワインというところに留意ください。

表2　認知症にならないための食事

第六章

人はなぜ老いるのか

地球にすむ生物は、みな生体時計を持っています。

このことは、進化の過程で時を刻む仕組みを身につけることにしくじった生物は、地球上から消えていったことを表しています。生体時計に、生活習慣病を防ぎ、がんを予防し、寿命を延ばす働きがあるからです。

生体時計に加えて生物はみな、腹時計のような仕組みを備えています。

その理由は簡単です。リズムにかかわらず、食餌があるときに食べるという能力が、生き延びるために必要だったからです。餌が豊富ではなかった古代の生存環境では、生体リズムに則《のっと》って食を摂るなどと悠長なことを言っていたのでは、生き延びることはできませんでした。腹時計が、生体時計とは独立して働いている理由が、ここにあります。

それでは、生体時計と腹時計さえあれば、十分だったのでしょうか。

種の保存のためには、もう一つの行動が必須でした（図16）。それは危急存亡のとき、からだからの情報を集中的に受容し、即座に判断して実行に移すという行動力です。たとえば、思いがけず外敵と向かい合ったとき、闘うか逃げるか、それを瞬時に判断し、行動を起こすことが必要でした。二一世紀になって、それを取り仕切っている仕組みが明らかにされました。それは、脳の**「島皮質《とうひしつ》」**という神経細胞群にあります。

「島皮質」は、新しい脳と古い脳との境目の場所にあります。ちょうど扇の要《かなめ》の位置を占め

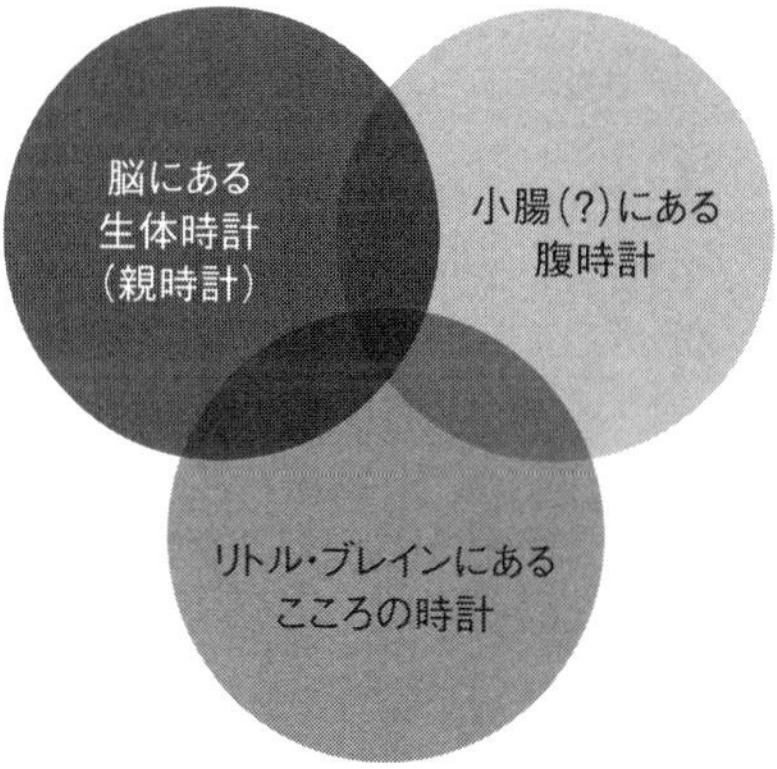

図16　地球で生き延びるために私たちのからだにある３つの時計

私たちのからだは、生体時計と腹時計のほかに、もう１つ、重要な時計を持っています。こころの時計です。地球で人間時代を創りあげることができたのは、こころのおかげです。リトル・ブレインと呼ばれる、脳の「島皮質」というところが、こころのありかです。人間時代を築く前、思いがけず外敵と出くわしたとき、闘うか逃げるかの瞬時の判断が必要でした。リトル・ブレインは、本来、その判断を下すところでしたが、人はそれを発展させ、こころという働きを創出していったのです。

るかのように、それは人脳半球のほぼ中央に位置し、両者と密に連絡をとることで、全身からの情報を集め、そして加工し、全身に発信していました。島皮質は、**脳の中の脳（リトル・ブレイン）**とも呼ばれる所以《ゆえん》がそこにあります。

「人はなぜ老いるのか?」

この章で、その答えを求めてみたいと思います。

人のリトル・ブレイン、島皮質

大脳皮質の影に隠れるかのように、ひっそりと佇《たたず》んでいるリトル・ブレイン（図17）。

島皮質には、他の脳にはみられない

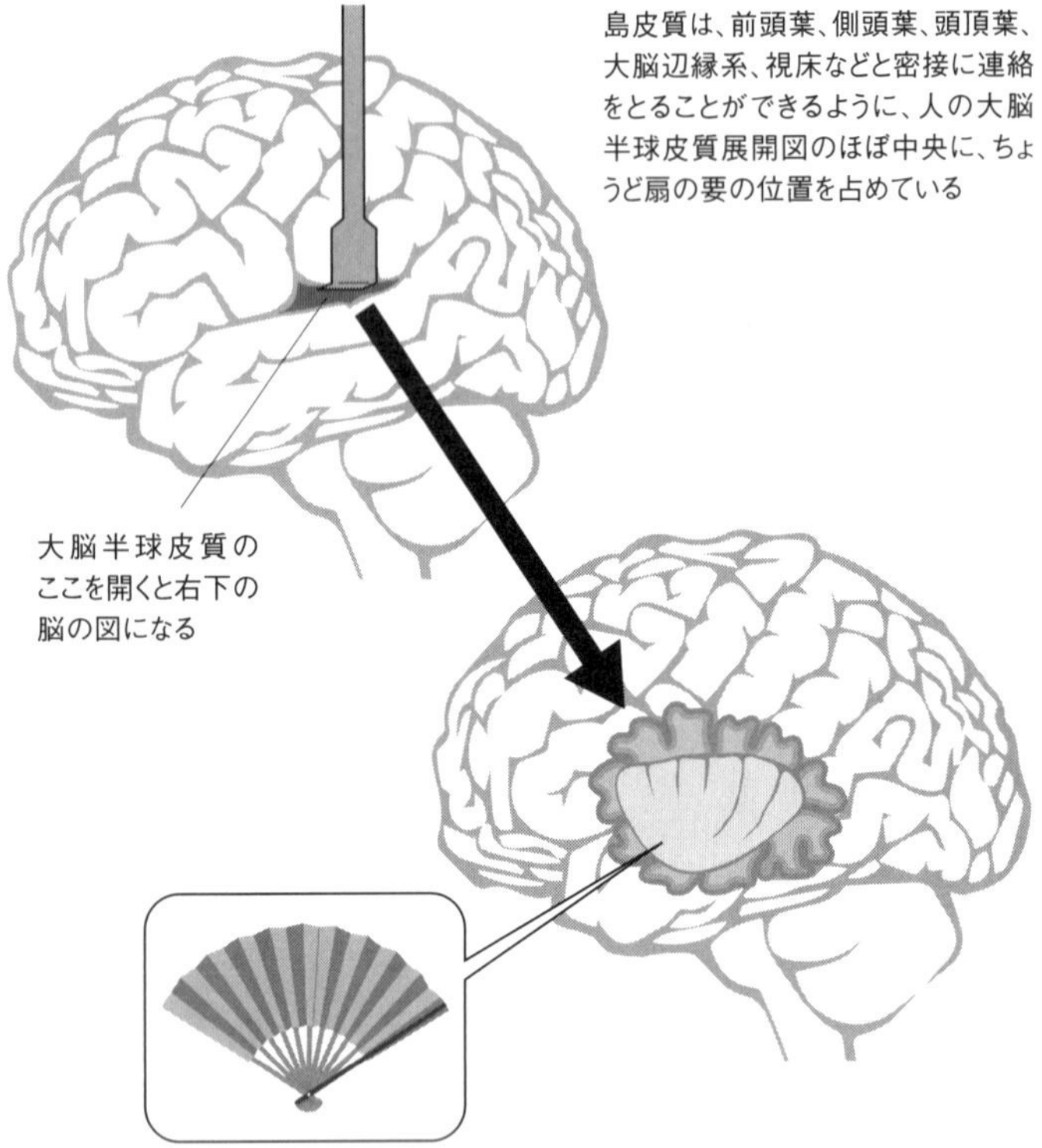
島皮質は、前頭葉、側頭葉、頭頂葉、大脳辺縁系、視床などと密接に連絡をとることができるように、人の大脳半球皮質展開図のほぼ中央に、ちょうど扇の要の位置を占めている
大脳半球皮質のここを開くと右下の脳の図になる

図17　リトル・ブレインはどこにある？

左右の大脳半球からの情報は，あたかも広い海洋からその魂を吸収するかのように、島皮質に収束されていきます。そして人はこのリトル・ブレインで、絵画や音楽にこころうたれ、小説に涙し、その喜びを家族と共有するといったこころの彩りをつくりだしています。スポーツに明け暮れた青春時代の情熱を思い起こしつつ、将来を設計するのもここです。

このような多様なこころの振る舞いをつくりだすリトル・ブレインは、脳の奥深くに、ちょうど扇の要のように隠れて存在しています。

際立った特徴があります。

それは喜怒哀楽などの主観的体験をつかさどり、表情として表現することです。五感からの情報を受けて、何かを感じ、記憶を想い起こして、こころをときめかせます。心臓・血管・肺・胃腸など内臓からの情報を受けとり、直感的に評価して、それを全身に発信します。闘うか逃げるか、あるいは死に真似をしてお茶を濁すか。命を守るための行動を瞬時に判断し、指令を出します。

脳神経の細胞が、極端に専門化した分業システムであるのに対して、島皮質は、脳組織から逃れて孤島に住み、生命《いのち》のすべてを見守っているのです。

そこには、味覚や嗅覚をはじめとして、人がもっているすべての感覚が届けられます。胃腸や肝臓・膵臓《すいぞう》など、内臓からの感覚の情報もすべてここに集中的に送られてきます。空腹になったとき、それを感知して、食物を探すという行動も、島皮質の働きです。

新しい脳や古い脳を働かせるのに必要な、神経連絡のためのホルモンやサイトカインなどいろいろな物質の過不足を知らせる情報も、ここに届けられます。島皮質に収束したすべての情報は、咀嚼《そしゃく》された後に、新しい脳と古い脳のすべての神経細胞群に伝達されて、人の生き様を調節していきます。このようにしてホメオスタシスを維持しつつ、記憶や意識、怒りや喜びなどの情動、疼痛《とうつう》や恐怖感などのこころの応答レベルを調節しています。

こころはどこにある

こころの棲み家は、いったいどこなのでしょう。

私は、島皮質こそ、その所在なのだろうと思っています。

脳のこの場所を、島皮質と名づけたのはオランダの解剖学者、ヨハン・クリスチャン・ライルでした。それゆえ、**「ライルの島」**とも呼ばれます。一八〇九年、ライルは、この島皮質が精神活動の台座であると考えていました。彼の研究論文の、次の言葉に集約されています。

「島皮質は、あたかも広い海洋からその魂を吸収するかのように、大脳からのすべての情報を収集し、それをもとに『魂』の基盤を形成する。それとともに島皮質は、からだの隅々からの知覚情報をも吸収し咀嚼して、再現した記憶と混ぜ合わせ、それを用いて他者との意思疎通を図る」

この記述は、まさにこころは島皮質でつくられていると述べているように思われます。

前方で痛みや不快に反応し、後方で心地よさをつくる

喜怒哀楽や恐怖嫌悪など、「何かに刺激されて現れてくるこころの動き（すなわち、感情）を感知し、その価値評価をした後に、さまざまなかたちで表現する」という一連の、主観的な体験の主座は島皮質です。

たとえば、あるときふと十数年前に亡くなった母親を思い出し、悲しくなって涙を流す。このような思いをつくりだしているのが、島皮質であり、その前方部の細胞群が担当しています。入学試験に落ちてがっかりしたとか、詐欺事件に巻き込まれて損をして悔しいとかという、不快な感情を担当しているのもここです。

このように痛みや不快感に反応するのが、**島皮質前方部**であるのに対して、**島皮質の後方部**は、心地よい気分をつくりだす役割を担っています。子どもの頃に食した食べ物の味にふれ、楽しい気分になったとか、好きな花の香りをかいで、こころをときめかせた、山を登りきって青空をみたとたん、達成感とともに得もいわれぬ幸福感に満たされた、といった思いは、いずれも島皮質の後方部の働きによるものです。

前述のとおり島皮質には、味覚、嗅覚、視覚、聴覚、触覚などの五感に加えて、痛覚や自律神経系を介する感覚や、胃腸や心臓・血管など内臓感覚器からの情報が、すべて入力されています。その情報を受けるのにも、前方部と後方部の作業分担がみられます。たとえば味覚は、舌の前方部分で感知した味覚情報は、島皮質の前方部へ。そして舌の後方部分の、喉の奥のほうからの情報は、島皮質の後方部へと届けられます。

島皮質の左で悲しさ、右で恐怖を思い出す

島皮質には、左右の役割分担もあります。ある絵を見て痛みを想像する場合は、右の島皮質が働きます。怖いことを思い出すのも右側です。悲しかったことを思い起こす場合は、左の島皮質が働きます。

左右の役割分担には、自律神経の働きが関与しています。たとえば胃腸が刺激される場合、刺激の種類により交感神経が刺激される場合と、副交感神経が刺激される場合とがありますが、交感神経が刺激されると、その情報は右の島皮質に送られ、副交感神経からの連絡は、左の島皮質に届きます。

こころの動きや自律神経の振る舞いを見極めるには、こころを持たない動物の実験では役に立ちません。こころの領域に迫るには、今のところ脳の画像解析という研究手段しかありません。そのため島皮質の左右差に関する研究は、まだ始まったばかりです。

心臓の働きを調節する島皮質

島皮質には、心臓や血圧の働きを統括するという重要な使命があります。

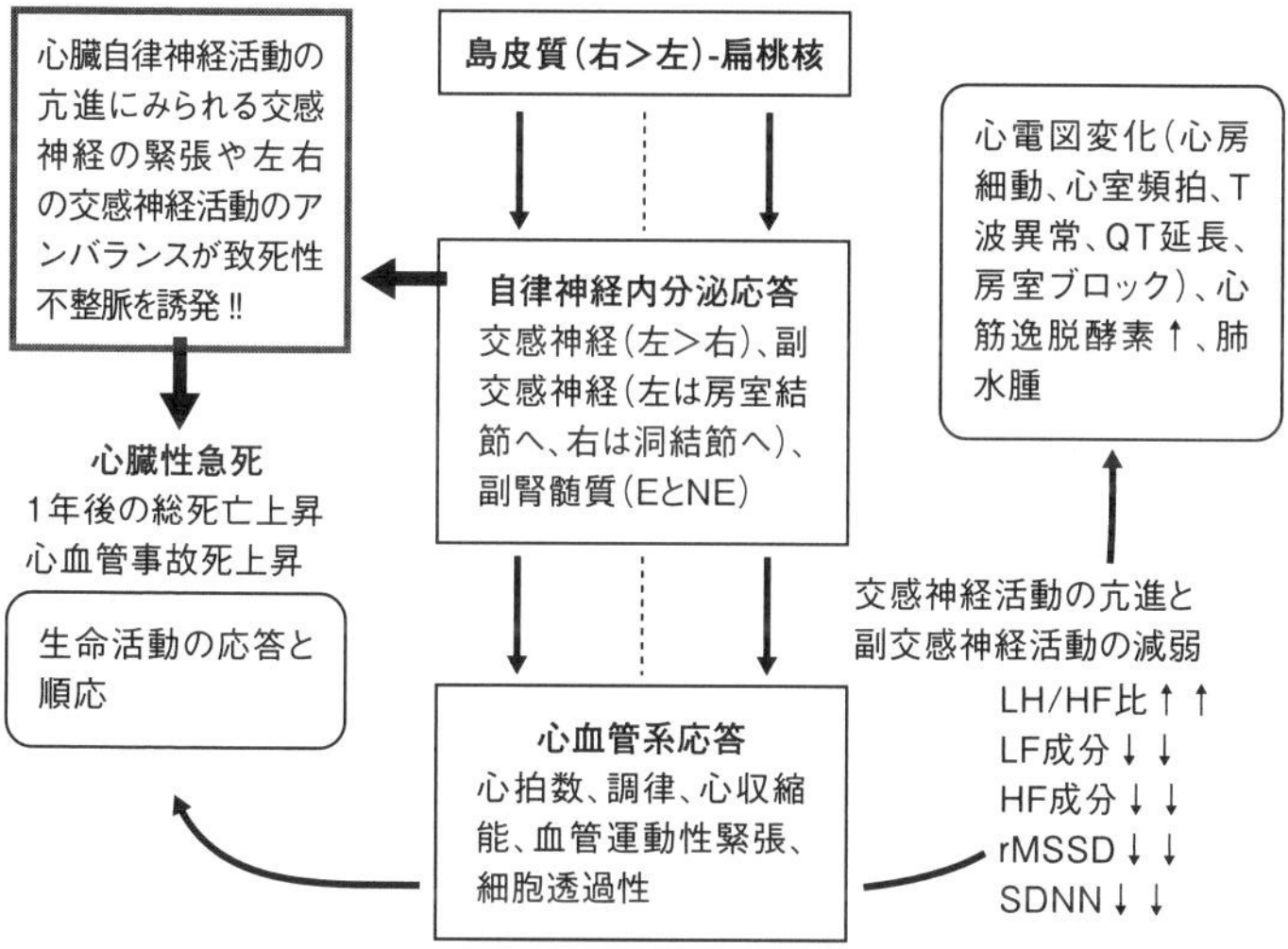

図18　急死を防ぐリトル・ブレイン

脳梗塞になって島皮質が傷つくと、今まで落ち着いていた病気が急変したり、あるいは急死したりという危険な状態になります。認知症の人が、一見、からだのどこも悪いところがなさそうなのに、ある日急死してしまった。これも島皮質が傷ついていたことが原因ということが、少なくありません。(Arch Neurol. 2000;57(12):1685-1688)

心臓の働きを調節する仕組みにも、左右差があります。左側の島皮質は副交感神経の働きを高め、脈拍を減らし、血圧を下げます。一方、右側の島皮質は交感神経の働きを高め、脈拍を増やし、血圧を上げます。

島皮質の老化が、急死を引き起こすのではないかと注目されています。高齢者やアルツハイマー病の人が、一見、何の異常もみられていなかったのに急変したり、急死したりすることの原因は、島皮質の老化にあります(図18)。

左側に起こったにしろ右側であるにしろ、島皮質が老化してくると自律神経活動のバランスが崩れ、いろいろな不整脈が出現するようになり、ある日突然急死します。

なかでも右側の島皮質が主役だということがわかってきました。右側に脳梗塞が起きると、急死を起こす頻度が、きわめて高いことがわかってきたからです。

リトル・ブレインの設計ミスは偶然か

冒頭で述べたとおり、病気にならずに寿命を長らえ、効率のよい生活が送れて、そして子孫を残していくことができるようにと、私たちは地球の環境に適応してきました。適応の所産として、三つの仕組みを獲得しました。**生体時計**と、**腹時計**と、**リトル・ブレイン（島皮質）**です。

まず、脳にある生体時計は、自律神経やホルモンを調節する神経細胞群の視床下部の、ある特別な箇所にあります。生体時計は、たとえ脳卒中になっても、被害を受けることがないように、ある場所にかくまわれています。生体リズムは、生きていくためにもっとも重要な仕組みだからです。

次に、腹時計も、特別に守られているようです。そのありかが小腸なのか、脳のどこかなのか諸説があり、まだ明らかではありませんので、老化との関係を評価するのは難しいのですが、もし、小腸がそのありかだとすれば、それは老化がもっとも遅い（加齢変化がもっとも少ない）臓器ですので、腹時計も、生体時計と同様に、生きていくために特別に保護された仕組みであることを物語っています。

では、リトル・ブレイン（島皮質）はどうでしょう。それは大脳の表面から奥のほうにくびれ込んで、周囲から守られるかのごとくに、脳の中に深く埋もれるように存在しています。ですから生体時計や腹時計と同じように、一見、特別に保護された仕組みであるかのように見えます。

リトル・ブレインは、その表面に、脳循環の主役とも言える中大脳動脈が走っていて、その枝分かれの細い血管から栄養を受けとっていました。ここに落とし穴がありました。そのため、脳梗塞になりやすい構造になってしまったのです。

それは大脳の中でも比較的老化しやすく、萎縮の程度も大きい脳なのです。医療の現場ではしばしばその脳梗塞に遭遇します。リトル・ブレインは、古い脳と新しい脳、そして延髄にある自律神経の脳細胞群の三者とネットワークをつくっていますので、老いとともにその協調が崩れていき、睡眠時の無呼吸が現れ、高血圧になり、不整脈が増えていきます。

そのほかにも多彩な症状が現れてきます。味覚の異常、渇き、息苦しさ、嗅覚の障害、嚥《えん》下《げ》が困難になる。言葉がなめらかにしゃべれない。さっき覚えた単語が思い出せない。喉まで出かかっているのに、出てこない等々。いわゆる老年症候群が現れてきます。原因不明の不定愁訴としてしばしば医師を困らせます。

それゆえ私は、人が老いていく理由は、人の生き様のすべてを見守っている、リトル・ブレインの老化にあるのだろうと思っています。

リトル・ブレインの設計ミスは偶然だったのでしょうか？

私は、神はあえてそのように創造したのだろうと思います。答えを出せない課題が与えられることで、人は次の世代に対して期待を残すことができるからです。

第七章

生体リズムが壊れてしまった大都会の住人

人は、効率よく生きるための仕掛けをつくりあげ、生体リズムとして、私たちの中に刻印しています。しかし、今の日本はＩＴ産業が花盛りで、昼夜を問わずイルミネーションが輝き、せっかく獲得した生体時計を破壊しようとしています。生活リズムが乱れ、健康が損なわれ、老化の速度は速められようとしています。

この章では、健康を揺るがす現代日本の病根に迫ります。

眠らない社会が生体リズムに不調をきたす

一九七〇年代の急激な都市への人口集中は、都市周辺に居住する核家族という現代の家族構造を生み出しました。

高度成長が所得を上昇させ、人々の生活は急速に豊かになりました。バブル景気に沸いた八〇年代には子どもも個室をもつようになり、オーディオやテレビなども一家に一台から、一人一台という時代を迎えます。

一九八五年の男女雇用機会均等法の成立後、家庭における男女の役割分業の意識は大きく変化しました。それとともに家族全員が揃って食卓を囲む機会が減少し、家族がばらばらに食べ、外出し、寝るという状況が生まれてきます。

もう一つの大きな変化が、高齢者世帯の増加です。一九七〇年、日本は高齢化社会（六五歳以上の老年人口が七％）になり、一九九四年には、高齢社会（同一四％）に到達しました。二〇〇五年に、それは二〇％に達し、世界一の高齢国となりました。

急速な核家族化と高齢化は、高齢者だけからなる世帯の急増をもたらしたのです。

家事や子育て、介護など、従前の日本人のライフスタイルが大きく変化するなかで、とくに都会に暮らす人々の睡眠時間は、どんどん短くなっていきました。

一九七六年と二〇一一年を比べると、男性の睡眠時間は八時間一二分から七時間三二分へ、女性も七時間四五分から七時間一五分へと大きく減少しました。夜一〇時に就寝する人は戦前の一九四一年は七一％もいましたが、照明やテレビなど電気製品の普及とともに一九七〇年には四四％に減少しました。それ以降も次第に夜型にずれ込んでいき、二〇〇五年には二三％にまで減ってしまいました。

七〇歳以上の老人も、夜一〇時には半分ぐらいしか寝ていません。四〇歳代でみてみると、半数以上が寝ている時刻は深夜〇時近くです。わずか六十数年で、眠っているはずの時間帯が、起きている時間帯に変わってしまったのです。生活の多様化と、経済活動のグローバル化が影響したのに加えて、仕事時間が延長したことが、主たる原因と考えられます。

仕事や生活のエレクトロニクス化による「眠らない社会」は、生体リズムにも大きな影響を与えました。なかでも事務職や技術職の長時間のパソコン操作、夜遅くまで明るい電気照明の下での長時間労働は、生体リズムに不調をもたらしました。

週末はゆっくり休んで、生体リズムの不調を回復させているかというと、そうでもありません。夕方から夜のまとまった時間を余暇として楽しみ、深夜におよぶこともしばしばです。

メリハリのない二四時間営業の生活は、長い年月をかけて、生命の中に育んできた生体リズムを破壊しようとしています。

夜勤の看護師と商社マンのリズム異常

都会で暮らす人たちに活動量モニター計を身につけてもらい、一週間の生活リズムを記録してみました。万歩計を精巧な運動量記録計に改良したようなもので、一秒ごとに大小さまざまなからだの動きと、その量を記録することができます。

七日間の記録を解析すると、ある五〇代前半の公務員の記録からは、明瞭な二四・三時間周期のリズムが抽出されました。同時に一一・七時間と八時間のリズムも観察されています。

この方の場合、一日は二四・三時間というサーカディアンリズムであり、一一・七時間というセミディアンリズム（約一二時間）で休息をとっていること。一〇時半に就寝し六時半に起床するという八時間のリズムで、規則正しく睡眠と覚醒を繰り返していることを表しています。

これが健康な生体リズムの典型的なパターンです。

夜勤のある看護師の生活リズムは、大きく異なっていました。

同じように一週間の活動量を記録して解析してみると、約二四時間のサーカディアンリズムがかなりずれ、二七・三時間と長くなっていました。セミディアンリズムも同様で一四・七時間と長くなっており、八時間のリズムはみられませんでした。

日勤と夜勤を繰り返す不規則な生活リズムのせいで、生体リズムが乱れてしまい、一日が二七・三時間という生活時間で毎日を過ごしていることを表しています。

夜勤の看護師に乳がんや大腸がんなどが多いという疫学調査があります。この背景には、こうしたサーカディアンリズムの乱れがあります。発がんの原因は、病気から身を守る免疫系・ホルモン・自律神経系の働きが乱れてしまっているためと考えられています。

この看護師の生活リズムには、もう一つ際立った特徴が見られました。健康な生活を送る人には決してみられない、三・五日という一週間の半分のリズムです。生体リズムが狂ってくると、サーカディアンリズムが弱々しくなり、代わりに三・五日や、十日のリズムが現れてきます。この看護師の生体リズムも狂い始めていることを示しています。

次には、三〇代後半の商社マンの生活リズムを解析してみました。

過重ともいえる勤務に追われ、この人の就寝時刻は不規則で、深夜二～三時になることも稀ではありませんでした。それでも朝は六時前後に起きますから、睡眠時間が三時間足らずという日もあります。週末になると睡眠不足を補うように、土曜の夜の就寝は早く、日曜の朝はゆっくり起床し、一〇時間以上も眠るといいます。

彼のリズムを解析すると、サーカディアンリズムを示すスペクトルはみられませんでした。それればかりか、夜勤の看護師にみられた長いリズム（二七・三時間のリズム）も、一二時間ほどのセミディアンのリズムもないのです。観察されたのは、三・二時間と一・五時間という短いリズムと、そしてきわめて明瞭な六・六日のリズムでした。

つまり、この商社マンは、もうサーカディアンリズムは失われていて、代わりに現れた約一週間のリズムで、生活していたのです。

この男性は身長一八〇センチで体重一〇二キロという肥満で、血圧が154/91mmHgで、LDLコレステロールが高く、軽症の糖尿病でした。

この病気を治すには、どんな投薬も無効です。生活スタイルを改善し、異常な生体リズムを直すことこそ、唯一の治療法です。

現代人は若くして病気になる

二〇一一年の国民健康・栄養調査によると、日本人の総摂取エネルギーは二〇〇三年より

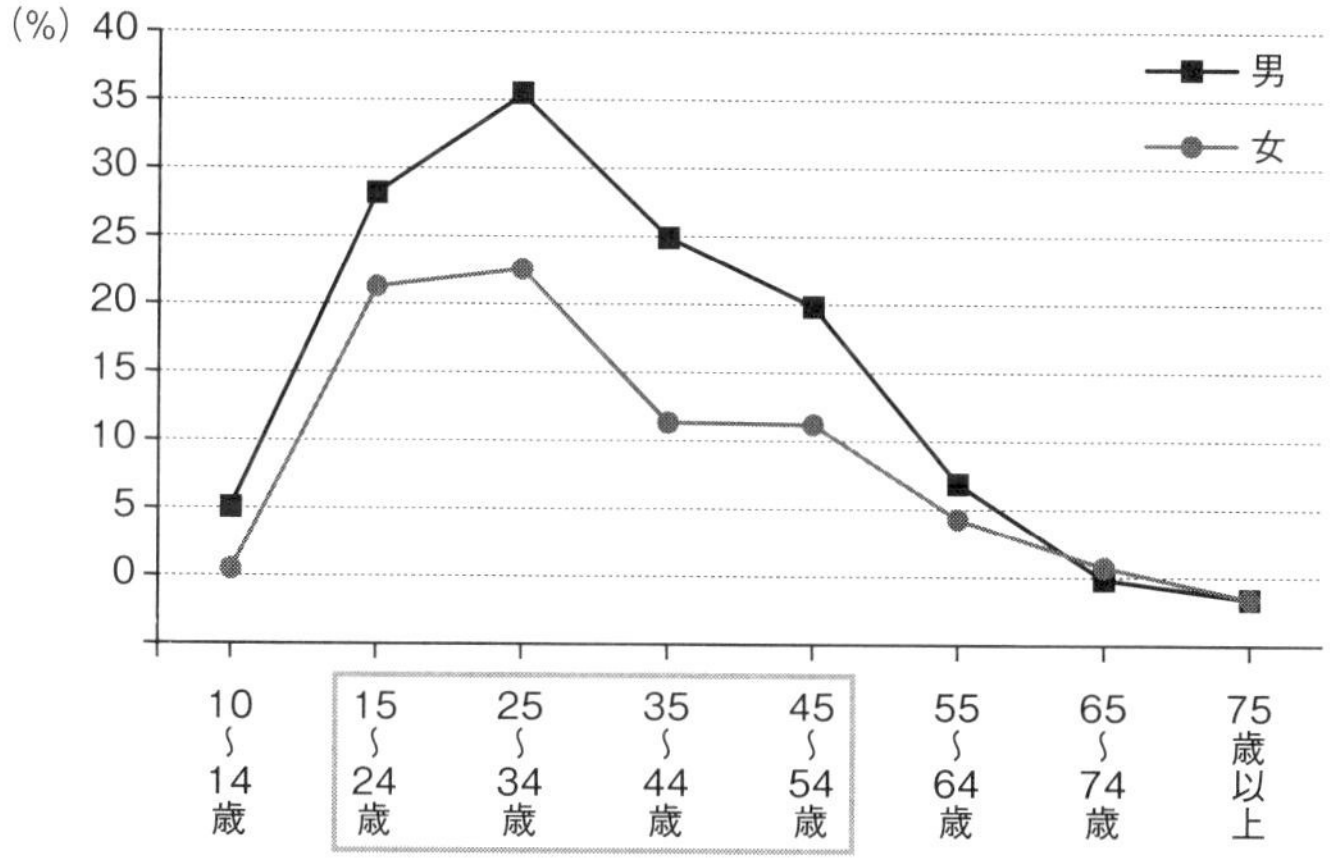

図19　朝食を摂っていない人の割合

平成23年の「社会生活基本調査」は、15歳から54歳までの日本人の、4人に1人が朝食を摂っていないという、衝撃的な実態を報告しました。それは女性よりも男性で顕著でした。

も減り、運動習慣は増加しています。にもかかわらず、肥満と糖尿病は増えていました。

なぜでしょう。

不規則な生活が引き起こす、生体リズムの乱れが原因だったのです。

食事のリズムの乱れも、主たる原因の一つです。たとえば、朝食を摂らない頻度は一九七五年以降増えています。朝食を欠食すると、肥満になる頻度が二倍になります。

不規則な生活リズムは、食べ物の内容まで変えてしまいました。脂肪の摂取が増え、野菜やタンパク質の摂取が減り、その結果、高血圧や糖尿病などの生活習慣病が増えてしまいました。

医療や警察・消防など国民の健康や安全

を担う職種では、二四時間の勤務体制は不可避ですが、現代日本には、深夜業あるいは交替制勤務に従事するいろいろな職業の人々がいます。厚生労働省の二〇一一年調査によると、彼らは今、いずれも一〇〇〇万人を超え、五人に二人が交替制勤務というまでに至りました。

産業医大の久保達彦博士は、交替制勤務と健康との関わりを詳しく調べています。肥満は、交替制勤務を開始して一〇年ぐらい経たないと現れませんが、血圧、そして糖尿病への影響はすぐに現れてきます。

とくに、糖尿病リスクは、普通の生活を送っている人の二倍にもなり、発がんにも影響します。女性の場合は、乳がんになる頻度が一・五倍、男性の場合は、前立腺がんになる頻度が三倍でした。

交替制勤務は、期間が長いほど病気になるリスクは高くなります。**「不規則な生活が原因で老化が速く進行し、若くして病気にかかるのが現代人」**と言えるのかもしれません。そうは言っても、現代人にとって不規則な生活は、もはや避けられない共通の課題です。

交替制勤務に従事する人に必ず起こるのが睡眠障害です。彼らの時計遺伝子を調べてみると、時計遺伝子の発現リズムが乱れていました。そして生活リズムを正常に戻すと、睡眠障害は改善され、時計遺伝子のリズムも正常に戻りました。いかにして時間医学の智慧《ちえ》を生かしていけるか、辛抱強く解決策を探る姿勢が求められます。

重症で治りにくい大都会の病気

私が東京の病院に移ってきた当時、まず驚いたのは、高血圧の患者さんが田舎よりも圧倒的に多かったことです。重症度も高く、血圧が一六〇〜一八〇の人が当たり前でした。今は優れた薬がたくさんありますが、薬が効きにくいことにも戸惑いました。

八〇年代後半のある日、どうしても血圧が下がらないと悩む五〇代半ばの女性がいました。血圧を測ってみると二二〇もあり、腕を代えて測ってみても結果は同じです。

話を聞いてみると、自宅のそばには国道があり、電車も走っていて騒音がひどく、近所の住民と諍《いさか》いが絶えない。そのうえ夫の仕事が安定せず家計のやり繰りがたいへん……つまり、生活上のさまざまな苦痛を原因とする、都会特有の高血圧です。

別の薬を追加し、一週間後の再診では血圧は一六〇前後に下がっていました。女性もこれくらいなら安心と喜んで帰り、さらに一週間後には一四〇ぐらいになっていました。これで大丈夫と太鼓判を押したのですが、これが失敗でした。

血圧は順調に下がったものの、腎臓の働きを示す数値が悪化していったのです。最初の診察では、クレアチニンという検査値が〇・九くらいで正常だったのが、三・五まで上昇していました。腎臓が中等度以上に悪くなっているということです。

その頃、世界に先駆けて二四時間連続して記録できる携帯血圧計が開発されました。そこでさっそく使ってみることにしました。すると驚いたことに、起床してから二〇〇もあった血圧が、服薬して三〇分足らずで一六〇に下がり、一時間で九〇まで低下。処方した薬はたしかによく効いているのですが、下がり方があまりに急峻《きゅうしゅん》です。

そして二時間もすると一四〇前後に戻り、それが二〜三時間続く。しかし、その後また二〇〇ぐらいの数値が夕方から夜にかけて続いていました。

つまり、私は一四〇の間に診察し、ちょうどよく下がっていると診断していたのです。

さらに二四時間の記録を見ると、就寝してから四時間の血圧は二〇五から二一〇へ、むしろ昼よりも高くなっていました。高血圧が不安で抑うつ気味になり、夜も眠れない。それが夜の高血圧の原因でした。

早朝の高血圧、服薬による一過性の過剰な血圧低下、夜の高血圧、この三重苦が腎臓の働きを悪化させた原因です。

医学的に言うと、降圧薬で急激に血圧が下がりすぎ、腎臓に流れ込む血液量が減り、腎臓の細胞が酸素不足に陥ったことが腎臓を悪くしたのです。

幸い、血圧をゆっくり下げ、降圧効果が長く続く薬に変更してからは、二四時間の変動性はどんどん改善し、腎臓の働きも正常値に戻っていきました。

この二四時間血圧計を使い、健康な人から重症の高血圧患者まで、東京在住の約五〇〇名の二日間の血圧記録をとってみました。いろいろなことがわかりましたが、とくに予期していなかったのは、朝、起床後の血圧が昼間より高くなる人が大勢いたことです。

今では**早朝高血圧**と呼ばれて、高血圧治療のキーワードになっていますが、東京のような大都会に暮らす人々には、田舎とは異なる危険信号があるものです。

荒川区内に住む四〇歳以上の二九七名を対象とする六年間の追跡調査では、四八時間での平均値が高い人は四倍、二四時間周期で血圧の変動幅が大きい人は八倍、六〇歳以上の人が五倍も病気になるリスクが大きいという結果でした。

すなわち、水圧の強弱が大きく繰り返されるとホースが破裂するように、血圧の変化が大きすぎると血管が傷み、破れやすくなる。血圧に関するどのような情報が脳卒中や心筋梗塞を起こしやすい信号なのか、正確に調査する必要性を教えてくれました。

第九章で紹介しますが、私はこれまで二十数年間、都会での生活とは大きく違う、自然とともに生きる里びとの健康調査を行ってきました。七日間連続の二四時間血圧の記録を、東京の人々と北海道のU町や高知県のT町の里びとの記録と比較してみました。

思ったとおりでした。血圧の高い人が多く、薬も効きにくい東京の記録は、それらと大きく異なっていました。

東京では、二つの田舎より七日間の血圧の平均値が10mmHgも高く、昼夜の変動幅が大きすぎる人の割合は、二倍でした。同じ薬を飲んでいても、大都会に住んでいる人の高血圧は重症で、そして薬が効きにくいということを表しています。

後述するグローカルな医療は、大都会の人々にこそ、必要なのです。

大都会でも回復できる正しい生体リズム

大都会で生活するには、どのような工夫が必要なのでしょう。ここで一度考えてみたいと思います。

人は、自然や地球とともにあります。そこで快適に生活するには、自然の脅威に打ち勝ち、地球に襲来する不可思議な現象に習熟し、順応することが必要でした。人をはじめとする生物は、数十億年という年月を費やして、それに適応し、時間を味方につけ、生体時計という仕組みを生命《いのち》の中に獲得しました。生体時計とは、健康を維持するための適応の所産だったのです。

現代社会は、人類が長年をかけて獲得したそれを壊そうとしています。私たちは今、何かを改善しなければいけません。

規則正しく起床し、規則正しく朝食を摂り、そして会話し、笑い、充実感をもって規則正しく働く。そして健やかに眠る。まずこのような生活スタイルに戻ることを心がけたいものです。しかし、先に紹介したとおり、五人に二人が深夜業に従事し、昼夜逆転の生活を余儀なくされています。深夜業務に就いていない人でも、過重労働の商社マンのように、生活リズムは大きく乱れています。

ここに大都会での生活で、生体リズムを回復するための工夫をまとめておきます。

まず第一は、**十分な睡眠時間をとるように心がける**ことです。

一般的には、六時間から八時間が必要ですが、必要な睡眠時間は、人によって異なります。電気を発明したエジソンは、四～五時間眠れば十分でした。一方、二〇世紀の顔と言われるアインシュタインは、一〇時間以上の眠りが必要でした。あなたは何時間の眠りが必要なのでしょう。

自分に必要な睡眠時間は、次のようにして確認します。二週間ほど連続して、眠った時刻と起きた時刻を記録します。そして一日ごとの睡眠時間を計算します。その平均が、あなたに必要な睡眠時間です。

あなたの必要な睡眠時間が見つかったら、起床時刻を設定します。六時から八時の間に起床するのがもっとも健康的です。四季の国ですので、季節とともに少しずつ起床時刻を変更しても結構です。

二つ目は、**朝食**です。朝食に糖質は欠かせません。米、麦、とうもろこしなどに、乱れた生体リズムを改善する効果があります。牛乳やヨーグルトなどでタンパク質を、ミネラル補給に野菜を少し追加すれば、これで十分です。

三つ目は、**仕事に精を出す**ことです。充実した一日にこそ、生体リズムの改善効果があります。

最近、生活リズムの乱れぶりを知らせてくれるスマートフォンが登場しました。ドコモ・ヘルスケアの「からだの時計WM」です。正しい生体リズムをつくるための時間を知らせてくれます。たとえば、夕食の時刻は適切だったか、睡眠時間は十分だったかなどをアドバイスしてくれます。長年かけて獲得した生体リズムを壊そうとしているのが人の智慧ですが、人が創り出した文明を逆手にとって、生体リズムを守ることができるのですから痛快です。

第八章

大都会でこそ必要とされる時間医学

生体リズムを考慮した医療には、いろいろなメリットがあります。この章では時間医学の智慧《ちえ》を、実例をあげて説明したいと思います。時間を考慮して、服薬のタイミングを工夫するだけで、これほど治療効果が変わるものかと驚かれることと思います。生活の智慧として心得ておくと何かと役に立ちます。

加齢とともに生体リズムの働きは衰え、高齢になるほど、薬は効きにくくなり、副作用が現れやすくなります。そのため高齢者の医療に、ここに紹介するような、生体リズムの知識を応用することは、理にかなっています。

化粧品や風邪薬にも応用されている時間医学

時間医学の智慧は、すでにいろいろなかたちで日常生活に応用されています。生体リズムが乱れがちで、ごく少量の薬でも副作用が出てしまう高齢者にとっては、これは朗報です。上手に利用したいものです。

朝に明るい光を浴びつつ目を覚ますという、自然に近い光環境を盛り込んだ目覚まし時計がいろいろな会社から販売されています。光と目覚ましの音が心地よくミックスするように、それぞれに工夫が凝らされています。サンライズクロックとか目覚ましOKIRO（オキロ）とかドクターライトとかという名前で市販されていますが、手軽に使用するにはどれも少し高価です。

化粧品にも時間医学が応用されています。ポンズ・ダブルホワイトは、昼は紫外線のカットに重点をおき、酸化チタン由来のネオサンベールで紫外線を防ぎ、夜はビタミンB_3でメラニンを含む古くなった皮膚を取り除き、そして柑橘系から抽出したチンピエキスで二四時間を通してうるおいを補うというコンセプトで市販されています。

にきびや肌荒れなどのビタミン製剤にも、時間医学の工夫が盛り込まれています。たとえばデユワタイムコーワは、疲労が重なったときに、普通の食物では摂取しにくい、ビタミンB_6とB_2を補うことを目的としたビタミン剤ですが、昼と夜の肌環境を考慮して、それぞれ異なる成分が配合されています。朝用には紫外線からの害を防ぐためにビタミンEが、夜用には乾燥しがちな肌の保水のために、ヨクイニンが配合されています。

市販の風邪薬にも同様の配慮が施されています。たとえばコンタックのデイ&ナイトがそのーつですが、眠くならない昼用と、眠りを誘う夜用の二種類の薬が用意されています。そして風邪症状が強くなる夜に、強めの効果が配合されており、効率のよい薬効が得られるよう工夫されています。皮膚や粘膜が過敏になり、頭痛などの痛み症状は昼より夜に強くなりますので、生体リズムを考慮した薬剤の配合は理にかなっています。

薬にもそれぞれ効きやすい時間帯と多様なリズム性がみられるのは、生体リズムに応じて働くからです。医学の進歩は目覚ましく、いくつものメリットが明らかにされてきました。それを紹介したいと思います。

朝から夜の服薬に変更して、高血圧が改善

ある日、八三歳の元気な男性が、診察室を訪れました。「特定健診で高血圧だといわれた。212/72mmHgもあった。近くの医院で治療を受けているのに、どうしてなんだ」と、息巻いています。血縁に高血圧の人がいますかとか、脳卒中の人はとか、五分ほど話をしているうちに、その老人も気持ちが少しずつ落ち着いてきたようです。穏やかな話しぶりになってきました。そこで気持ちを落ち着けるように念を押した後、血圧を計ってみました。172/63mmHgあります。先ほどほどではありませんが、たしかに高血圧です。飲んでいる薬を見せてもらいました。カルシウム拮抗《きっこう》薬とアンジオテンシン受容体拮抗薬という、二種類の薬を朝一回飲むように処方され、このご老人は飲み忘れることなく、きちんと指定された時刻に服薬しているようです。

「もっと効果があってもよいはずなのに」と思い、家庭血圧を記録してもらいました。家庭血圧は朝、起床してすぐ排尿をすませたあと、心静かに二分間座ったあと計ります。眠る前にも、同様に、排尿をすませたあと、心静かに二分間座ったあと計ります。二週間後に受診

していただきました。診察室の血圧は、141/62mmHgと、上の血圧だけ少し高めですが、八三歳という年齢を考えるとちょうどよいと診断しました。次に家庭血圧の記録をみてみました。二週間の平均値で、夜の家庭血圧は134/66mmHgと正常でしたが、朝の家庭血圧が152/69mmHgでした。家庭血圧の正常値は一三五です。八三歳という老人ですから、一四〇なら十分だろうと考えますが、それを大きく超えて一五二ですので、まだ高血圧が残っていると診断せざるをえません。収縮期血圧だけが高い、早朝高血圧です。

そこで薬の量を増やすことはせず、二種類の薬のうちアンジオテンシン受容体拮抗薬だけ、朝の服薬から、夕食後の服薬に変えてみました。二週間後に再度受診していただきました。診察室の血圧が、138/66mmHg、夜の家庭血圧が132/70mmHgと正常で、朝の家庭血圧も139/71mmHgに改善していました。血圧を上げるホルモンの、レニン、アンジオテンシンとアルドステロンは、夜明けから早朝に増えるというサーカディアンリズムを示します。そのためこの八三歳の男性のように、アンジオテンシン受容体拮抗薬は、就寝前に服薬して朝によく効くように配慮すると、その効果が倍増することがあります。

高コレステロールの時間治療

高血圧と並んで多くの人を悩ませるのがコレステロール値です。

高コレステロールの治療にも、生体リズムの考えが応用されています。

高コレステロールの特効薬である、スタチンという薬剤は、すでに何種類か市販されていて、いくつかの添付文書には、夕食後に服用するようにとの記載があります。悪玉LDLコレステロールは合成に日内変動があり、夜間から明け方にかけてつくられるからです。そのタイミングをみはからって服薬すると治療効果が上がりますので、添付文書に記載がなくても、夕方から眠る前の間に飲むのが効果的です。

最近、高脂血症という病名が「脂質異常症」に変わりました。コレステロールや中性脂肪が高いだけではなく、善玉コレステロールが低いことも心筋梗塞のリスクを高めることがわかったからです。

五四歳の男性が、胸が痛いといって私を訪れました。心電図をとってみると狭心症です。すぐに治療を開始しました。いくつかの薬で症状はなくなりました。コレステロールが高かったので、スタチンも処方しました。152mg/dlもあったLDLコレステロールは、92mg/dlにまで軽快し、胸の痛みもなく元気に仕事に復帰していました。もう治ったはずでした。

それがある日、心筋梗塞を発症して入院になってしまったのです。悪玉、善玉のコレステロールは正常になっています。中性脂肪も正常でした。そこで脂肪酸の測定をしてみました。EPAとDHAという善玉の脂肪酸が少なく、アラキドン酸という悪玉の脂肪酸が多かったのが原因でした。

この男性は、生活リズムがきわめて不規則でした。不規則な生活を繰り返す、大都会の働き盛りの男性は、コレステロールだけに注目して治療したのでは不十分だったのです。EPAとDHAの製剤を追加処方しました。脂質異常症という病名は、コレステロールだけではなく、悪玉の脂肪酸にも注意しましょうというメッセージです。その男性は、今は順調に毎日を送っています。

狭心症と心筋梗塞の時間治療

狭心症や心筋梗塞の発症には、多重のリズムがあります。

朝に多く、**月曜**に多く、**一カ月の第一週目**に多く、**冬**と**夏**に多いのです。

朝や月曜日など、ここにあげられた時間帯は、精神的にも緊張し、運動量や活動量が多い時間帯です。そのため血圧や脈拍が著しく増えています。心臓がもっとも多くの酸素量を必要とするのはこの時間帯です。一方、酸素の供給が少なくなるのも、この時間帯です。そのため、魔の時間ができてしまうのです。

朝に発病の頻度が増える理由は次のとおりです。人が一日の中でもっとも多くの汗をかくのは、夜です。眠っている間にたくさんの汗をかいた翌朝は、血液が粘っこくなり、それが原因で血液の塊ができてしまいます。人は固まった血を溶かすために、tPAというホルモンが自然に出てきます。朝も同様ですが、朝は、このtPAを分解するPAI-1という酵素が、もっとも多くなる時間帯なのです。この酵素のサーカディアンリズムをつくっているのは、ビーマルツーという時計遺伝子です。そのため朝は、固まりかけた血が溶けずに、塊になってしまいます。それが原因で、狭心症や心筋梗塞が発症してしまうのです。

日本人は欧米人と違って、寒さにすごく敏感です。

寒さで心臓の血管が収縮し、糸のように細くなってしまいます。そのため心臓への血液が途絶して、心筋は酸素不足になり狭心症が起こります。動脈硬化があまり進んでいなくても発症してしまうのが、日本人の特徴です。寒い朝や冬に狭心症が多いのは、これが原因です。夏でも、冷蔵庫の寒気や、スーパーマーケットの強い冷房などは、狭心症の引き金になります。なかでも朝の温度変化には注意が必要です。

心筋梗塞を予防するには、投薬のタイミングが非常に重要です。月曜、一カ月の第一週目、冬と夏というキーワードにも注意して、飲み忘れをしないように心がけてください。

朝よりも夜の服薬の効果が大きいワーファリン

七七歳の男性が、心房細動という不整脈に苦しんでいました。なかなか治らないと言って私の外来を訪れました。血圧が172/74mmHgと高く、軽い糖尿病でした。心電図をとってみると、この日の心電図は正常でした。近くの内科に受診し、不整脈があると言われたと言います。そこですぐホルター心電図をつけていただき、二四時間の心電図連続記録を行ってみました。たしかにその夜、九時過ぎから心房細動になり、その不整脈は翌日の一一時過ぎまで続いていました。不整脈が現れるのはいつも夕方か夜半で、翌日の昼過ぎまで続くといいます。不整脈が現れると動悸が激しくなるので、そのことがはっきりわかるのだと言います。

この不整脈はきちんと治療することが必要です。不整脈があると心臓の中の血液がよどみ、それが固まって凝血塊になります。その塊が心臓からとび出して脳の血管に詰まると、それは大きな脳梗塞になってしまうからです。命に関わるほどの脳梗塞になることも少なくありません。この七七歳の男性のように、高齢で高血圧があり糖尿病を合併しているときは、凝血塊ができやすいため、できるだけ早く、血液が固まらないように薬を飲んでもらうことが必要です。

ただちにワーファリンという抗凝固薬を開始しました。朝一回、三粒服薬してもらい、一週間後にその効果を調べてみました。しかし効いていません。そこで四粒、五粒と増やしていきましたが、いっこうに効きません。ワーファリンの作用は、朝に減弱し、夜間に増大することが知られています。そこで服薬時刻を、朝から夜に変えてみました。するとみるみるうちに十分な効果が得られ、今では夕食後の三粒の服薬で、ちょうどよい効果が得られています。

糖尿病の時間治療

ここ十数年間の厚生労働省の報告をみてみますと、日本人の総カロリー摂取量が低下しているにもかかわらず、糖尿病は増えています。不規則な生活スタイルを繰り返すことで、生体リズムが乱れてしまったことが原因です。今では、四〇歳以上の国民のほぼ三割が糖尿病です。

糖尿病とは、血糖が慢性的に高いという病気です。血糖を調節するインスリンというホルモンの分泌が低下すること。高齢になるとともにインスリンへの抵抗性が現れ、インスリンの効果が弱くなること（これをインスリン感受性の低下といいます）。この二つが原因です。

糖尿病ではごく初期のときから、朝、血糖が著しく高くなるという奇妙な現象が現れてきます。**血糖の「暁《あかつき》現象」**と呼ばれています。糖を保存する倉庫のような働きをしているのが肝臓ですが、肝臓の細胞にある生体時計（子時計）の働きで、インスリンの感受性に日内リズムがつくられています。この時計の働きの乱れが、暁現象をもたらしているのです。

生体リズムが狂うと糖尿病になることは、交替制勤務の人の調査で明らかです。糖尿病を予防し、治療するには「規則正しい生活と規則正しい食事」を心がけることです。そして血糖が上がりやすい時間帯の、夜の八時以降の食事は控え、肥満になりやすい就寝前の二時間は、飲食しないようにするといった、生活習慣の改善に心がけましょう。

少量の利尿薬を追加して改善した心不全

ある八七歳の男性は、心臓の筋肉が厚い肥大型心筋症という病気で、二十数年来私の外来に通院しています。一〇年ほど前までは、何の症状もなく、ただ心電図に異常があるというだけでしたので、六カ月に一回だけの通院で十分でした。それが八〇歳の声を聞くようになって、胸のレントゲンで心臓が少しずつ大きくなり、下肢に浮腫《むく》みが現れるようになりました。夕方から夜には、足のはれがひどく靴が履けないくらいになると言います。心臓のエコー検査で収縮力をみてみると、たしかに心臓は大きくなっていて、心臓のポンプの力も落ちていました。

そこで浮腫みをとる利尿薬を、ごく少量、朝に一回服薬していただくことにしました。みるみるうちに浮腫みはなくなり、すっかり元気になったように思われました。ところが血液の結果をみて驚きました。腎臓の働きが低下し、血液中のカリウムが著しく低下していました。心電図に新たな異常が現れ、いつ命に関わるような不整脈が起きてもおかしくないような状況です。血糖値も上昇していました。

ごく少量の利尿剤を使用したにもかかわらず、八七歳という年齢には、過剰だったのです。

そこで一週間のうち二回だけに減量しました。木曜と日曜だけに服薬するよう指示しました。

その後、二週間目と三ヵ月目の検査で、心電図の異常は消失し、血液検査も正常になっていました。足の浮腫みもほとんどみられず、心臓が大きくなることもありません。三・五日の生体リズムを利用することで、心不全の治療に成功した八七歳高齢男性の一例でした。

喘息の時間治療

気管支喘息は、深夜から早朝に悪くなります。この時間帯に気道が過敏になり、狭くなってしまうからです。たとえば三時間ごとに肺機能検査をしてみると、その成績が深夜から早朝に悪くなり、昼間には改善するという明瞭な二四時間のリズムが観察できます。深夜から早朝にだけ悪くなる病気ですから、もう二〇年以上も前から、時刻を考慮した医療が実施されてきました。

テオフィリンという気道を広げる薬は、夜間から早朝にその薬剤の濃度が最大になるように工夫された徐放製剤であり、添付文書にも、夕方に服薬するようにとの記載があります。

アドレナリンにも気道を広げる働きがありますが、アドレナリンは午前四時頃に最低となるサーカディアンリズムを示します。そのため夜間の投薬が有効です。今では、皮膚から徐々に吸収されていく貼付剤が市販されています。それを夕方の七時頃に貼っておくと、夜の呼吸が楽になります。

気管支喘息の原因は、慢性的な気道の炎症ですから、炎症を抑える薬も有効です。たとえば、副腎皮質ステロイドの吸入用の薬剤が市販されていて、朝よりも夕方から夜にかけての吸入が有効です。新しくロイコトリエン受容体拮抗薬というのが登場しました。慢性的な炎症を抑える薬剤ですが、これも夜間の内服が効果的です。

痛みと関節リウマチの時間治療

リウマチには夕方に始まる痛みと、朝方に強くなる痛みがあります。

夕方の痛みは変形性関節症によるもので、背骨や膝関節に疲労が蓄積し骨が変形する、いわば長年生きてきたことの勲章のようなものです。

夕方から夜間にかけて増悪するのは、体内麻薬と呼ばれるエンドルフィンが少なくなる時間帯だからで、消炎鎮痛剤が有効です。痛みが強くなる四時間くらい前に飲むと効果的で、副作用も夕方から夜の服薬がもっとも少ないといわれています。

一方、朝方の痛みはリウマチの本体です。リウマチは骨を包んでいる滑膜《かつまく》という部分に炎症が起きる病気で、そこから放出されるサイトカインが骨軟膜や骨細胞を破壊し、痛みやこわばりを起こします。この炎症性サイトカインが早朝にもっとも多くなることが、朝に痛みが強まる原因です。

炎症を抑えるのに用いられる副腎皮質ステロイドには生体リズムがあり、朝にもっとも高くなります。目覚めのホルモン、昼間の生活の質を高めるホルモンとも呼ばれますが、夜に投与すると不眠になってしまいます。

以前は、リウマチの薬は朝主体の投薬というのが医学界の常識でしたが、実際に効果と副作用を調べてみると結果は意外なものでした。痛みやリウマチの炎症を抑える効果が圧倒的に強かったのは深夜二時、次いで就寝前の投薬でした。

そこでゆっくりと徐々に吸収されていく徐放性製剤がつくられ、就寝前の服薬が勧められています。不眠など生体リズムを壊してしまうような副作用もありません。

最近、リウマチの原因そのものであるサイトカインがつくられるのを抑える薬剤が登場しましたが、副作用が強いため、注意が必要です。

感染症の時間治療

感染症が原因で亡くなる頻度が高い時刻は、起床前の朝の六時頃です。また細菌感染があると、夜に発熱しやすいことは、よく経験することだと思います。感染症の治療に用いられる抗菌剤にも、至適投与のタイミングがあります。抗菌剤でニューキノロン系の薬は、朝の一〇時よりも、夜の二二時に服薬したほうが、効果が大きいとされています。

副作用を少なくするという視点からの、投薬のタイミングも必要です。腎臓から排泄されるような抗菌剤の場合は、腎臓の働きが弱くなる夜を避けて、昼間に服薬したほうが安全です。

がんの時間治療

がんの治療にも、生体リズムを考慮した工夫が試みられています。健康な細胞の細胞分裂は二四時間の周期で繰り返されています。細胞分裂のためのDNA合成が低下しているときに、制がん剤を投与すれば、副作用がなく効果も大きいからです。たとえば、骨髄細胞のDNA合成は昼間に高まりますので、夜に制がん剤を投与するのがよいことになります。この考えを応用して、横浜市立大の腫瘍外科の医師は、進行した大腸がんを対象に時間治療を行いました。肝臓の動脈内に制がん剤を注入するという治療を、いくつかの制がん剤についてそれぞれの至適投与のタイミングで投与しました。時間治療は、五年後、通常の治療よりも優れた生存率が得られました。

七五歳以上の後期高齢者が、社会の中心になるという超高齢社会では、健康な生活を送るためにいろいろな工夫が必要です。病気の予防と治療においても同様です。生体リズムをうまく応用した生活スタイルのあり方を、もう一度考え直す必要があります。

第九章

生体リズムが生命の質を支える

乱れた都会の生活リズムは、生体リズムの乱れをもたらしていました。それでは里びとの生体リズムはどうなのでしょう。自然とともに生きることの意味を、ここでもう一度考えてみたいと思います。

この章では、日本の里にとどまらず、ヒマラヤ山脈の麓に暮らすラダックとブータンの里びとの生活と健康にも目を向けたいと思います（写真2）。

そして宇宙空間で生活するとどうなるのでしょう。大自然が与えてくれる健康という名の恵みについても考えてみたいと思います。

豪雪地域の町で

私は二十数年間、大学病院の診察室で、診療の時間を過ごしてきました。十数年前頃に、これからは、里びとが住む土地を訪れてみよう。自然環境と社会的背景を知り、生活習慣や、実際の生活の場を調査することにより、そこでの生活に即した医療を志そう。そう考えるようになりました。

野に咲く花の生態は、植木鉢からではみえない。それと同じように、健康のあり方や病気の実態は、診察室からはみえていないにちがいない。

そのように考えました。

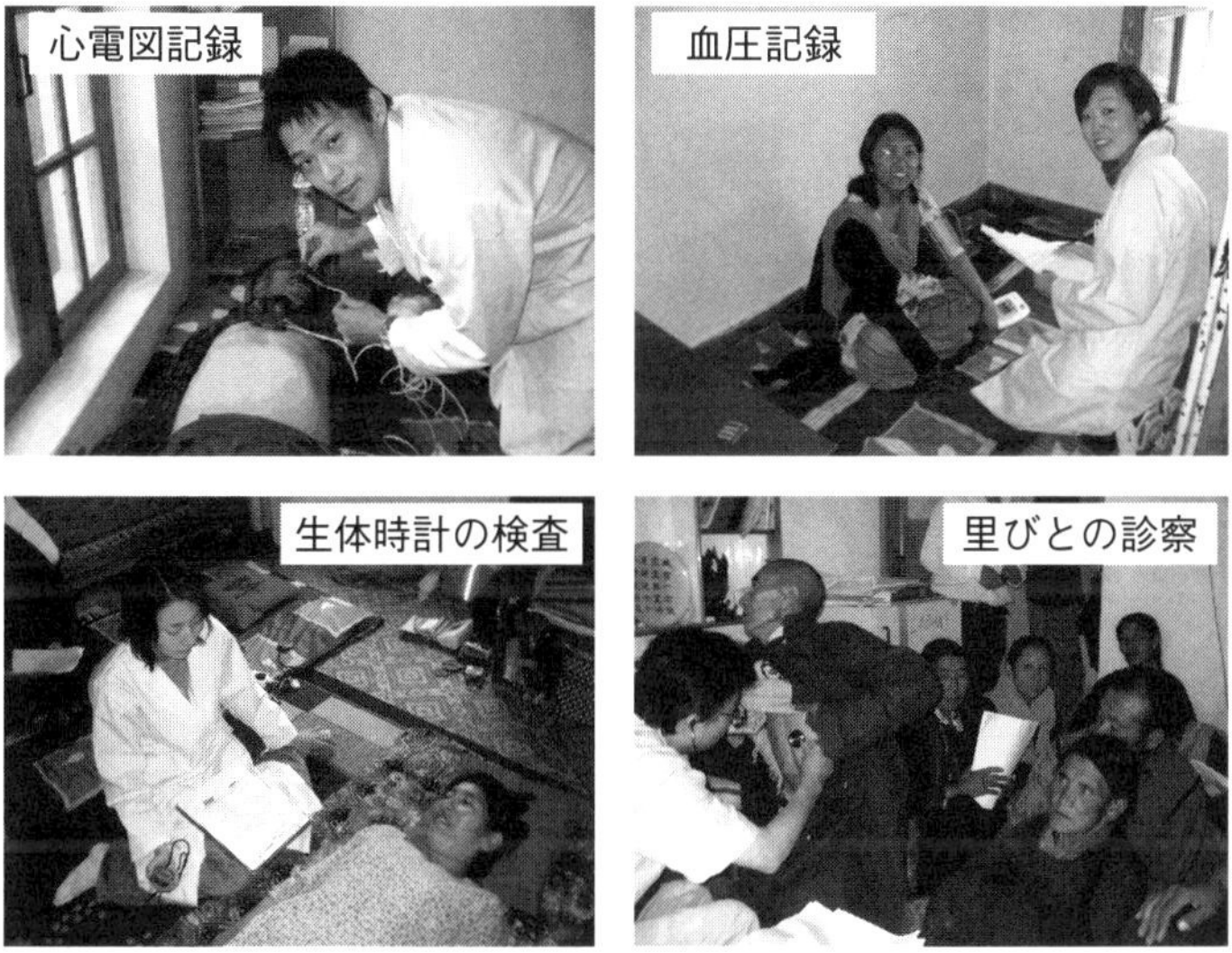

写真２　フィールド医学調査の風景

著者は、北海道や四国の里びとの健康診断だけではなく、世界の各地でフィールド医学調査を実施してきました。この図は、ヒマラヤ連山の麓、3500ｍの高所での地域住民の健康診断の風景です。

決心した私は、二〇〇〇年夏、はじめて北海道のU町を訪れました。以来、二〇一二年までそこで健康相談を続けてきました。世帯数は一〇〇〇戸足らず、人口二五〇〇人という小さな農村で、住民は独自の生活様式を開拓してきましたが、高齢化率は三〇％を超えます。

樺戸《かばと》連山と石狩川の間に広がるこの町は、夏は温暖で湿度が低く、冬は平年降雪量が一三〜一四メートルに達するという豪雪地域です。夏と冬の温度差が大きい気候を利用したワイン用のぶどう栽培が盛んで、稲作の他、メロンやアスパラガスなどの産地としても有名です。

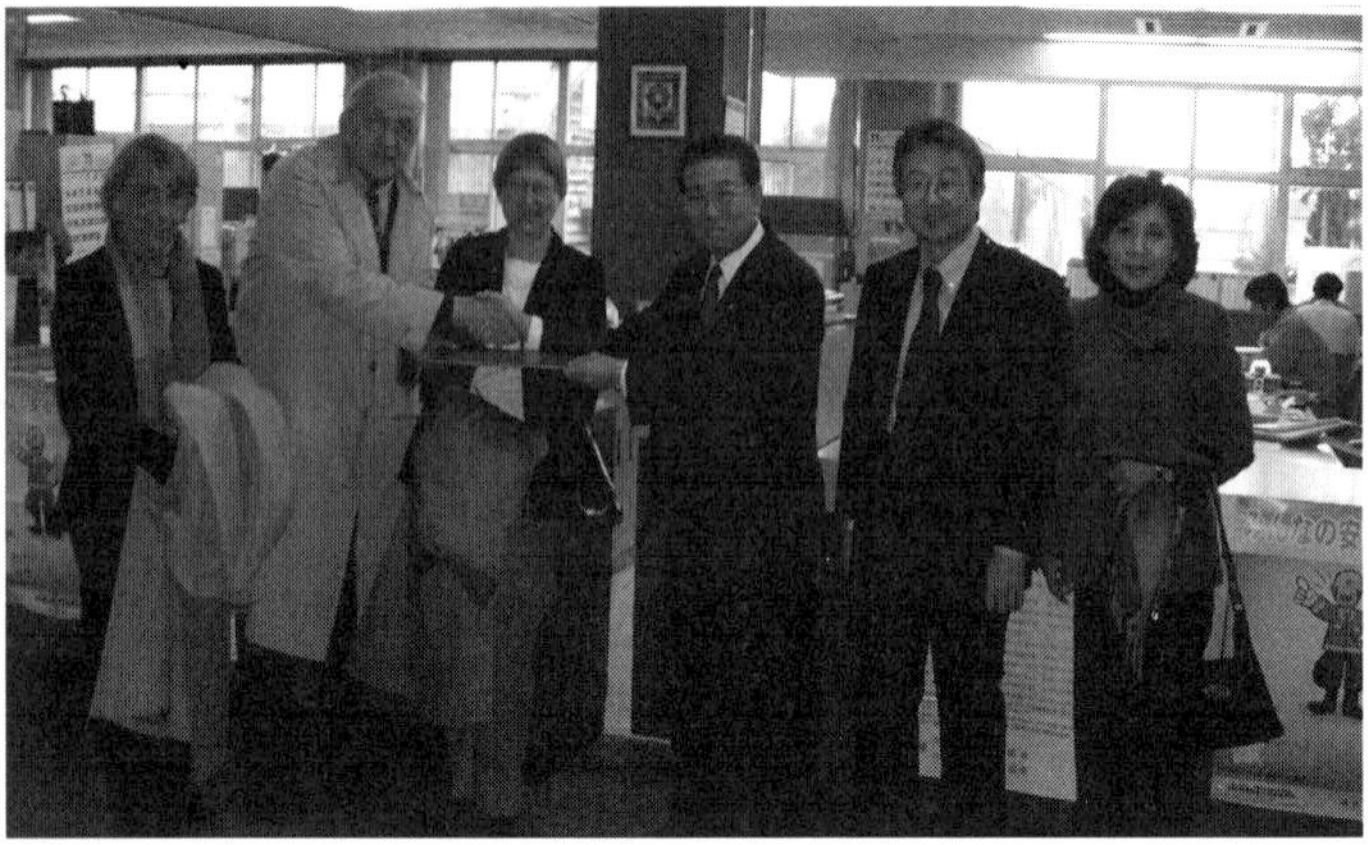

写真3　里びとの健康診断を推進するために、町役場の町長を訪問したハルバーグ教授

この町との縁は、大学病院での外来診療で忙しかったある日、札幌にある道立衛生研究所の矢野昭《しょう》起《き》博士からフィールド医学に誘われたことに始まります。

医学調査を開始するにあたり、当時、時間医学研究のリーダー的存在だったハルバーグ教授（前出）を迎え、その協力を仰ぐことにしました。ハルバーグ教授の指導のもと、U町の四〇歳以上の人に七日間二四時間血圧測定を行いました。

血圧は早朝、なかでも起床後二時間が高血圧気味で、ほとんどの人がほぼ毎日そうなっていました。心筋梗塞や脳梗塞は朝に多いといわれます。高血圧の人に絞って七日間の早朝血圧を比較してみると、月曜日と火曜日に著しく高くなっていました。

とくに抑うつ気分が強い人ほど血圧の上がりが

大きく、七日間の変動性も強いことがわかりました。

つまり、高血圧の人は月曜日と火曜日は不摂生をしないこと、薬を服用しているなら少なくとも月曜日と火曜日だけは飲み忘れないようにする。抑うつ気分が強い朝は、それを心にとめて一日を過ごす心配りが必要ということです。

U町では八〇歳の老人二七二名を一二一三日間にわたって追跡調査しました。五年の間に三八人が亡くなり、死因はがんが一一名、心筋梗塞と脳梗塞が九名。心筋梗塞と脳梗塞の原因を探ってみると、三つのことが抽出されました。

動脈硬化が進行している人、血圧調節に不調があり、立ち上がったときに血圧が20mmHg以上低くなる人、そしてもの忘れがある人。なかでも、もの忘れがあるとその発症リスクは三倍にもなりました。

調査を始めた時点ですでに高齢でしたから、五年の間にいっそう忘れっぽくなり、歩く速さも遅くなりました。二七二名中、もの忘れが進んだ人が五六名、運動能力が落ちた人が四四名いました。

背中が硬く、からだのバランスが悪く、ボタンのつけはずしが遅い人はもの忘れが進みやすいこと、不眠に悩み、もの忘れがある人は運動機能が低下しやすいことも明らかになりました。

この町でよりよい健康を維持するには、運動能力を維持し、高血圧の治療を怠らないこと、不眠への対策を工夫し、もの忘れの予防に努めることが大切といえるようです。

温暖な山村で

二〇〇四年には、北海道とは気候的にまるで異なる高知県T町を訪れました。

高知市内から四国の真ん中に向かってバスで一時間三〇分ほどのところにあるT町は、人口五〇〇〇人、世帯数一九〇〇で、三方を一〇〇〇メートル級の山に囲まれ、標高は二五〇〜一五〇〇メートルと起伏に富んでいます。約八五%は山林で、夏季は高温多湿で降雨量が多く、台風の来襲も少なくないが、冬季は比較的温暖という恵まれた自然環境の中で生活を営んでいます。

北海道U町と同様に住民一人一人の健康チェックを実施したところ、七〇歳以上の七五%に高血圧が観察され、その認識がある人は六八%、うち治療を受けていたのは六〇%。治療を受けている人のうち、良好に治療できているのは三〇%にとどまりました。

温暖な気候とはいえ、冬の朝方は外気温が零下まで下がることも珍しくありません。外気温の低下が血圧にどう影響するか、例によって七日間二四時間調べたところ、外気温がもっとも低い日の冬の朝の高血圧は、暖かい朝に比べて5mmHgも高かったのです。

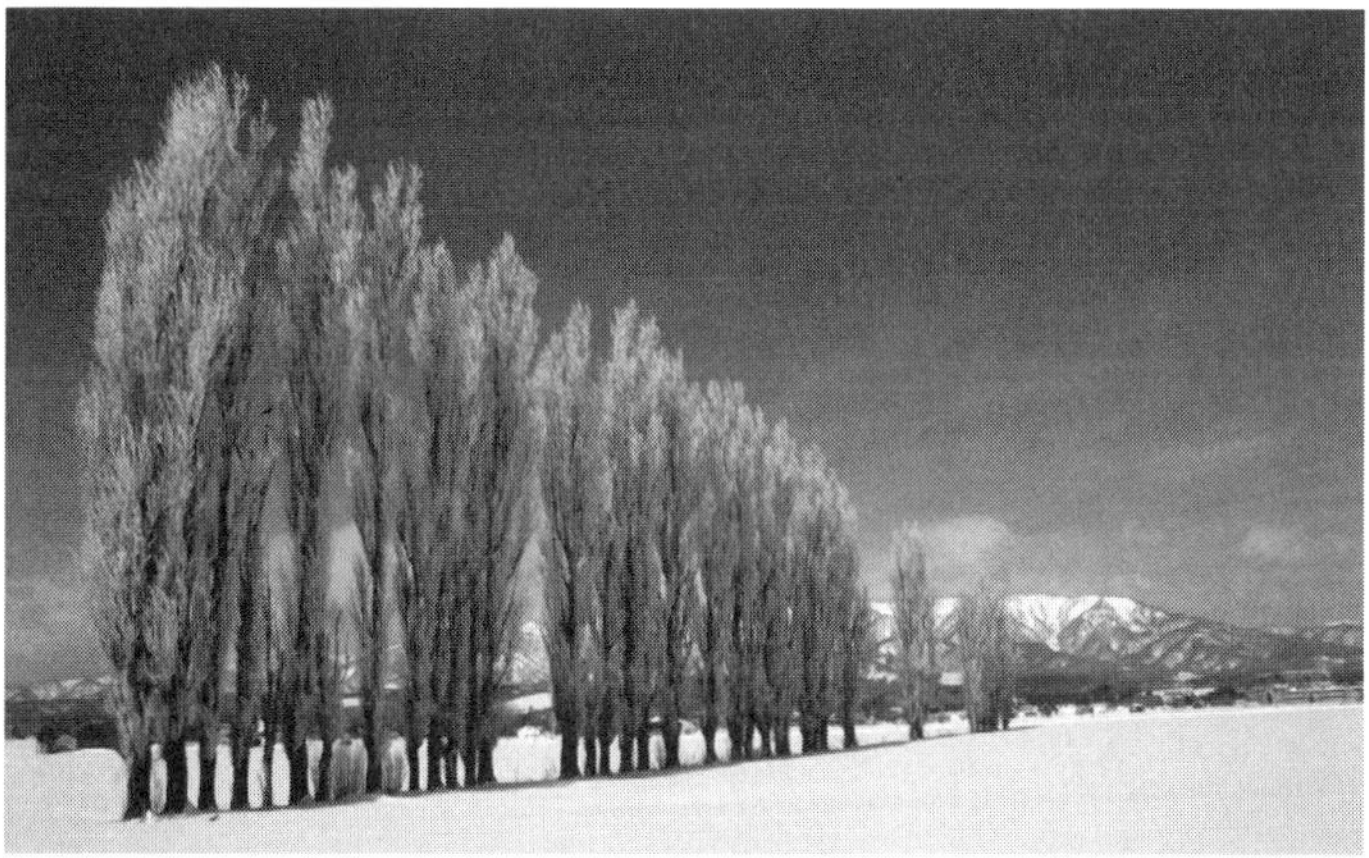

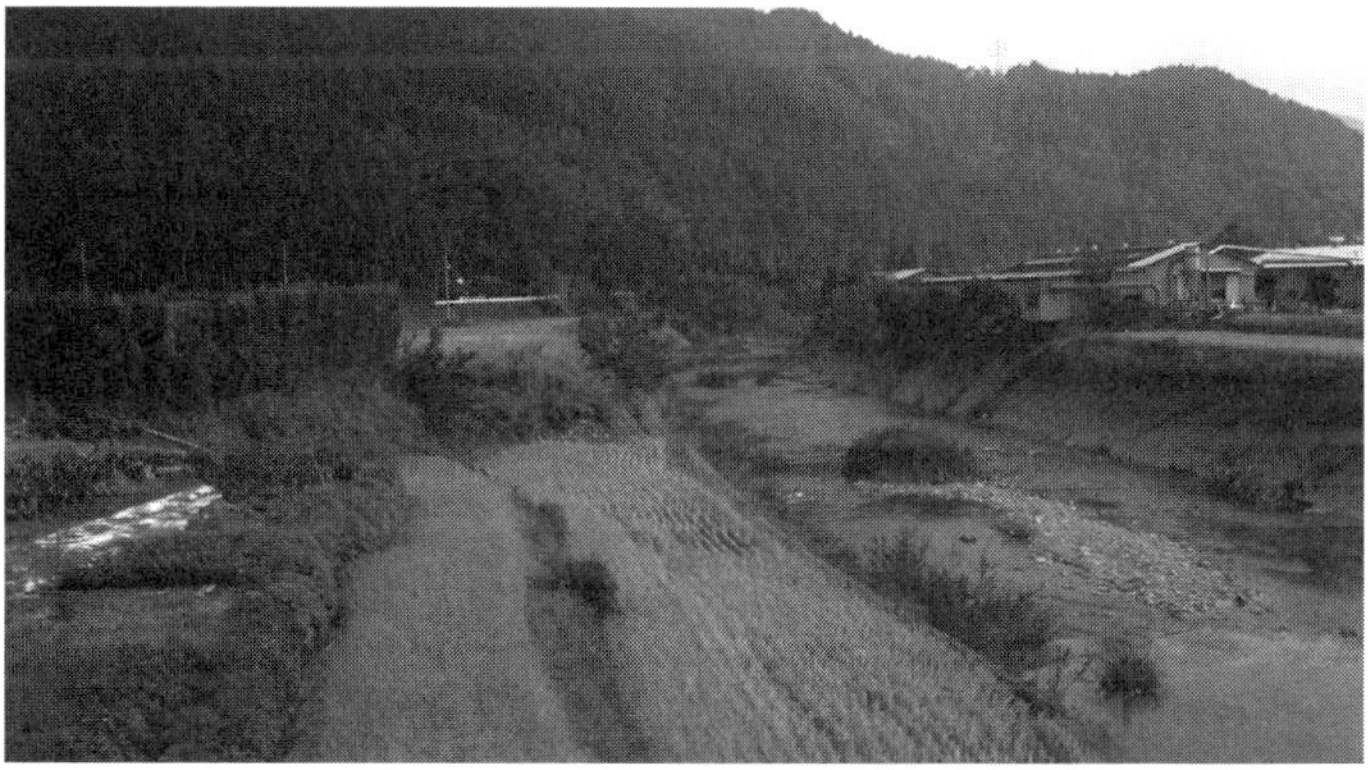

写真４　豪雪の町、北海道U町（上、秋保義幸氏撮影）と、温暖な町、高知県T町（下）

U町では寒冷に襲われることに慣れていて、暖房の設備が十分に整っているため、さほど寒さの影響はみられませんでしたが、かえって温暖なT町で影響が如実に観察されたことは意外でした。

六五歳以上で「眠れない」と答えた人は五〇％もいました。不眠は男性より女性に多く、抑うつ気分が高く健康への満足感や幸福感が低い人ほど、不眠に悩んでいました。不眠症の人はよく眠れるという人に比べて、総コレステロールや中性脂肪など脂質の異常が多く、ブドウ糖負荷試験でのインスリン値が高かったのです。不眠に悩む人は、インスリン抵抗性が上昇している（すなわち、糖尿病予備軍）なのです。

それまで糖尿病と診断されていなかった六〇歳以上を対象に、ブドウ糖負荷試験を実施してみて驚きました。

一〇％の人に糖尿病が隠れており、三〇％が糖尿病予備軍だったのです。病院や通常の健康診断では見落とされていた人に、徹底した運動と食事の指導を行ったところ、一年で減量に成功し、血糖値が改善しました。

転倒リスクの評価など、運動能力の検査も行いました。六五歳以上では三〇％に転んだことがあり、高齢であるほど歩く速さが遅く、背中が硬い人、抑うつ気分がある人ほど転倒しやすいことがわかりました。

転倒は骨折、寝たきりから認知症へとつながりますから、**転倒予防は老人にとって非常に重要**です。T町では、町と老人会が中心となって運動教室を開き、町ぐるみで転倒予防に取り組んでいます。

六五歳以上で趣味をもっている人の割合を調べましたが、四五％は趣味がありませんでした。同じように、高齢であるほど歩く速さが遅く、背中が硬い人、抑うつ気分が強い人ほど趣味をもたない。老人になっても、**笑みを湛《たた》えて快活に過ごし、何か趣味をもつこと**が、アクティブ・エイジングの基本のようです。

また、なるべく数多く、いろいろな食材を摂ることが長寿の基本といわれます。一一種類以上の食材を摂っているかどうかを調べると、ガムを嚙む力が落ちている人、歩く速さが遅く、抑うつ気分があり、健康への満足感や幸福感が低い高齢者ほど摂取する食材数が少ないことがわかりました。高齢になっても、**歯の手入れと治療を怠らないこと、運動教室に参加して年齢に合った運動能力を維持すること**が大切です。

興味深いのは、動脈硬化の指標（CAVI）計測が、もの忘れの進行群のような認知症予備軍を見つけるのに役立つことがわかったことです。数値一〇以上の人は翌年からもの忘れが始まるなら、それを一〇未満に保つのがもの忘れの予防になると推測されます。そのために生体リズムを整え、食生活に気を配り、年齢に見合った運動量をこなすことで、血管をしなやかに保つと、もの忘れが予防できることを物語っています。

生体時計の検査も有用でした。第一章で紹介したので詳細は省略しますが、要は、日常行動から複雑な精神活動に至るまでほとんどの高次脳機能には、時間認知の仕組みが関与するのです。時間経過のスピードを知るという砂時計のような能力を維持することで、もの忘れを予防できるということです。

生体時計を正しく維持するには、朝の光、夜の十分な睡眠、そして朝の食事がまず必要です。健康と長寿を得るために、くれぐれも生体時計への心配りを忘れないようにしてほしいと思います。

ヒマラヤ高地で

第一章で紹介しましたが、私は二〇〇一年に、インド最北端にあるヒマラヤ連山の麓の、ラダックという村を訪れました（写真5、写真6）。そこは標高三五〇〇メートルの高所で、南にヒマラヤ連山、北にカラコルム高峰がそびえる、インダス河源流域の峡谷にあります。二〇一二年までの間に、一〇〇を超える村落の里びとと対話し、健康を支えてきました。そこに住む里びとは幸福感に満ち、健康に暮らしていました。

昼夜・冬夏の温度差が大きく、気候環境の厳しい砂漠地帯です。高地で酸素は薄いため血液中の酸素濃度（SpO_2）は九〇％前後と、著しい慢性的低酸素血症を示しています。普通の人ならちょっと歩いただけでも息が切れるほどです。上下水、電気も十分に普及していない文明途上の地域で、住民は近代医療の恩恵をほとんど受けられません。そんな過酷な環境に暮らしていて、なぜそれほど健康なのでしょう。

その理由は生体リズムにあるのかもしれない。そう予測して、私は住民の活動リズムを測定してみました。第七章で紹介した活動量モニター計で、ヒマラヤに住む人々の活動を、身の周りの細かい動きから、歩くとき、走るとき、仕事をするときの活動量を一秒ごとに記録し、生体リズムを調査しました。東京に住む人の調査では、商社マンや夜勤の看護師の記録ほど乱れてはいませんが、そのリズムは不明瞭で、二四時間から少しずれた二三時間や二五時間になっている人がほとんどです。

ところがヒマラヤの里びとの記録には、老若男女を問わず、定住して働く人も遊牧民も、きわめて明瞭でほぼ正確に二四・〇時間の活動リズムがみられました。

日が昇ると目を覚まし、日が沈むと眠りに入る。電気がないため、夜の喧騒《けんそう》はまったくありません。テレビもなくコンビニもなく、漆黒の闇の中でぐっすりと眠ります。昼間、友人に会いに行くのも、電車やバスがありませんから自分の脚で歩いて行きます。日中の運動量は十二分です。

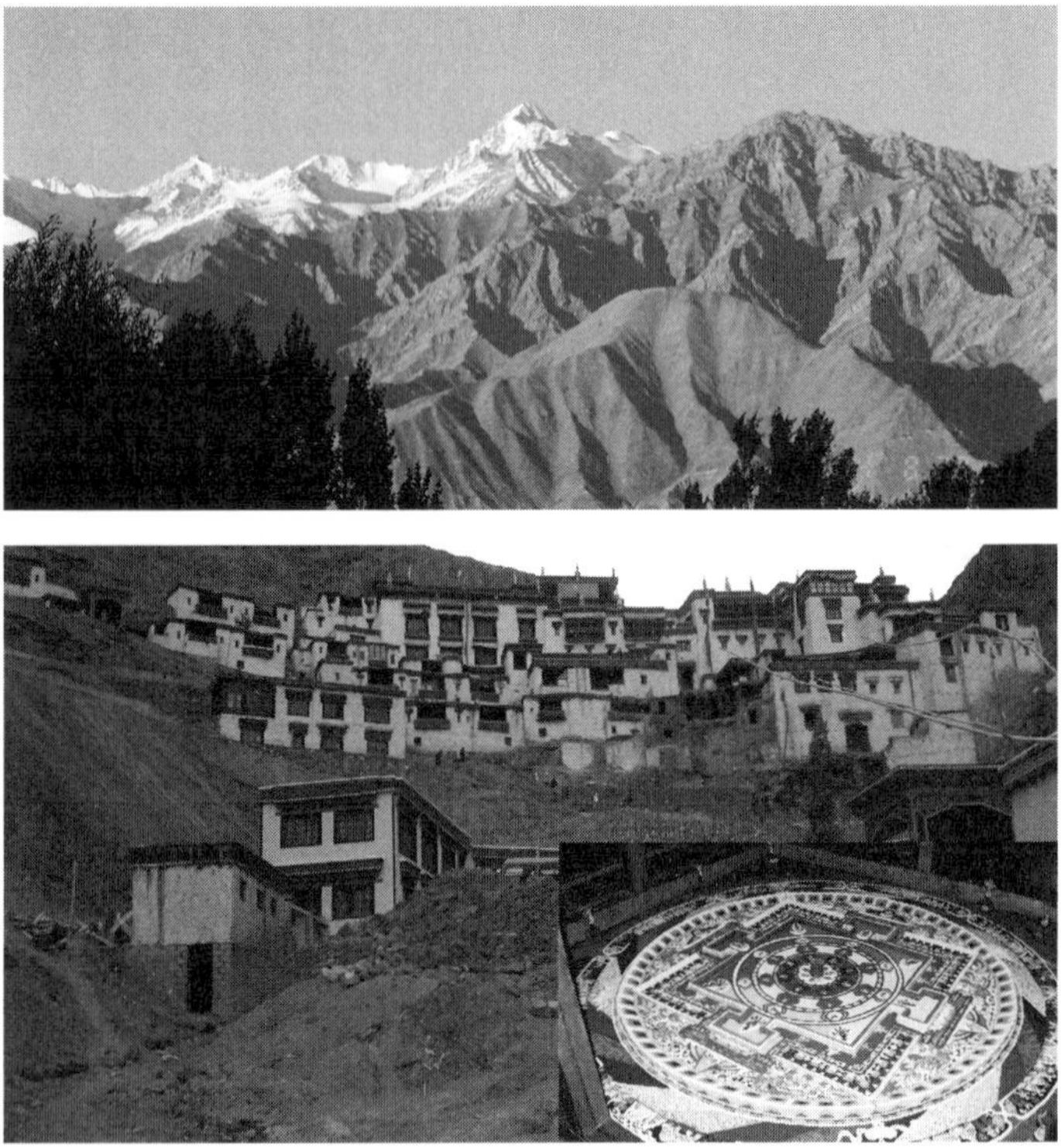

写真5　ヒマラヤ連山の麓、3500〜4500mの高所に位置するラダック
敬虔なラダック仏教の町で、僧侶は毎朝、砂曼荼羅（写真右下）をつくり、皆で祈禱したあと、夕刻、その砂をインダス川に放流します。

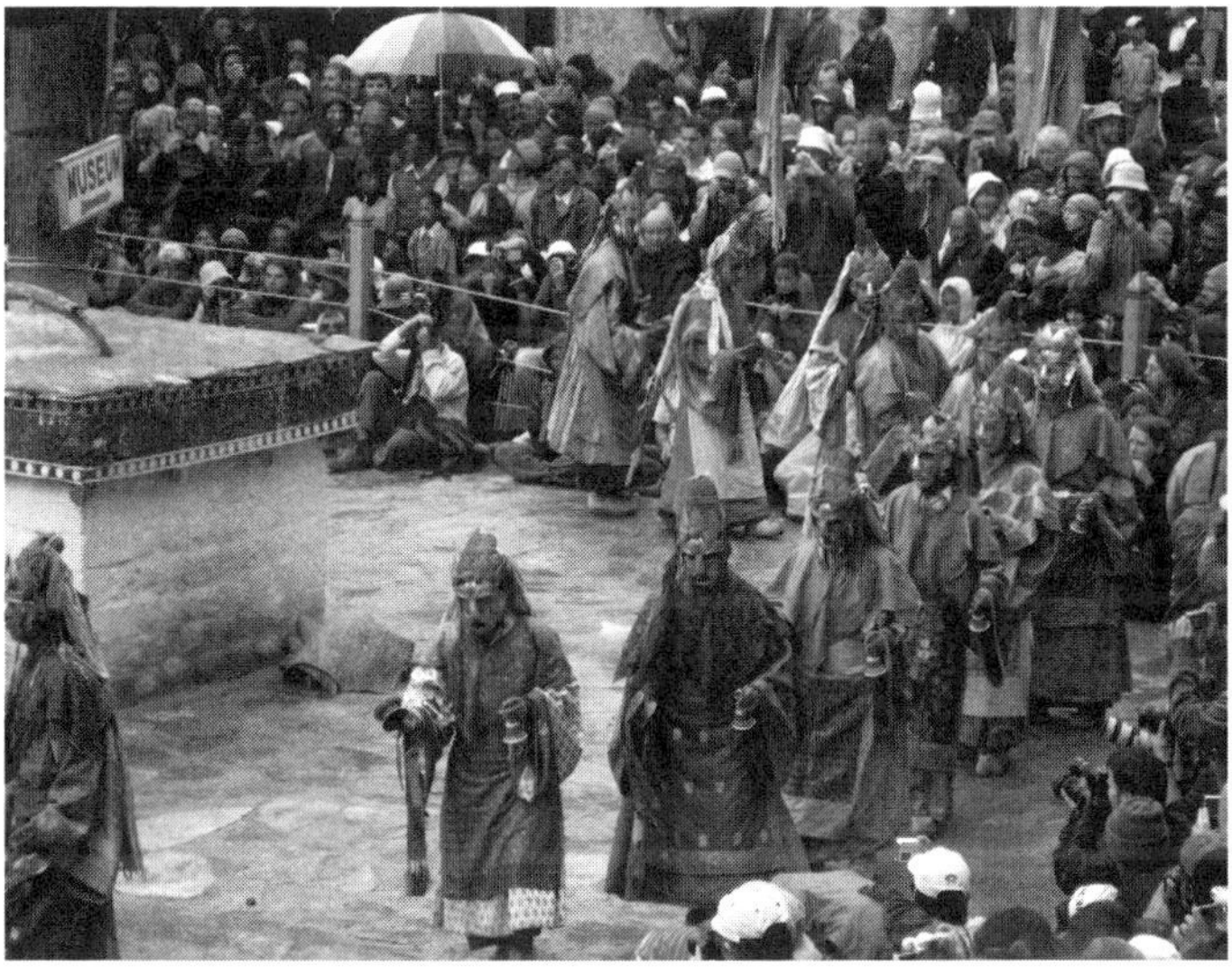

写真6　ラダック最大の僧院ヘミス（17世紀の創建と言われる）のツェチュの賑わいと、仮面をかぶった僧侶たちの舞い（2008年7月12日14：24写す）

イエスが伝道を開始する前の消息不明となっている期間、ヘミスを訪れ仏教を学んだという説があります。

自然とともに生きるこの姿が、明瞭な生体リズムを造り出しているようです。

健康と幸福の尺度

国が違えば健康と幸福の尺度はおよそ異なるように、同じ国の中でも地域によって高齢者の生活環境はさまざまです。

しかし、老人の**「生活の質」（QOL）**を上げるには、健康への満足感や幸福感がとりわけ重要になります。

京都大学の坂本竜太博士は、ヒマラヤの小さな山国、ブータン王国の六五歳以上の人々を対象に調査し、七五％が幸福であると答えたと報告しています。一方、高知県T町では六〇％にとどまります。

医療のレベルや制度面では比較にならないほど恵まれた長寿国で、なぜ幸福感が低いのでしょうか。

一例をあげると、生活への満足感をもたらす他者との関係があります。老人ホームに入所している人が家族との良い関係を求めるように、地域、あるいは生活環境に即した交友関係があるものです。

これからの高齢者医療のあり方というのは、疾病治療のみに専心することではなく、健康

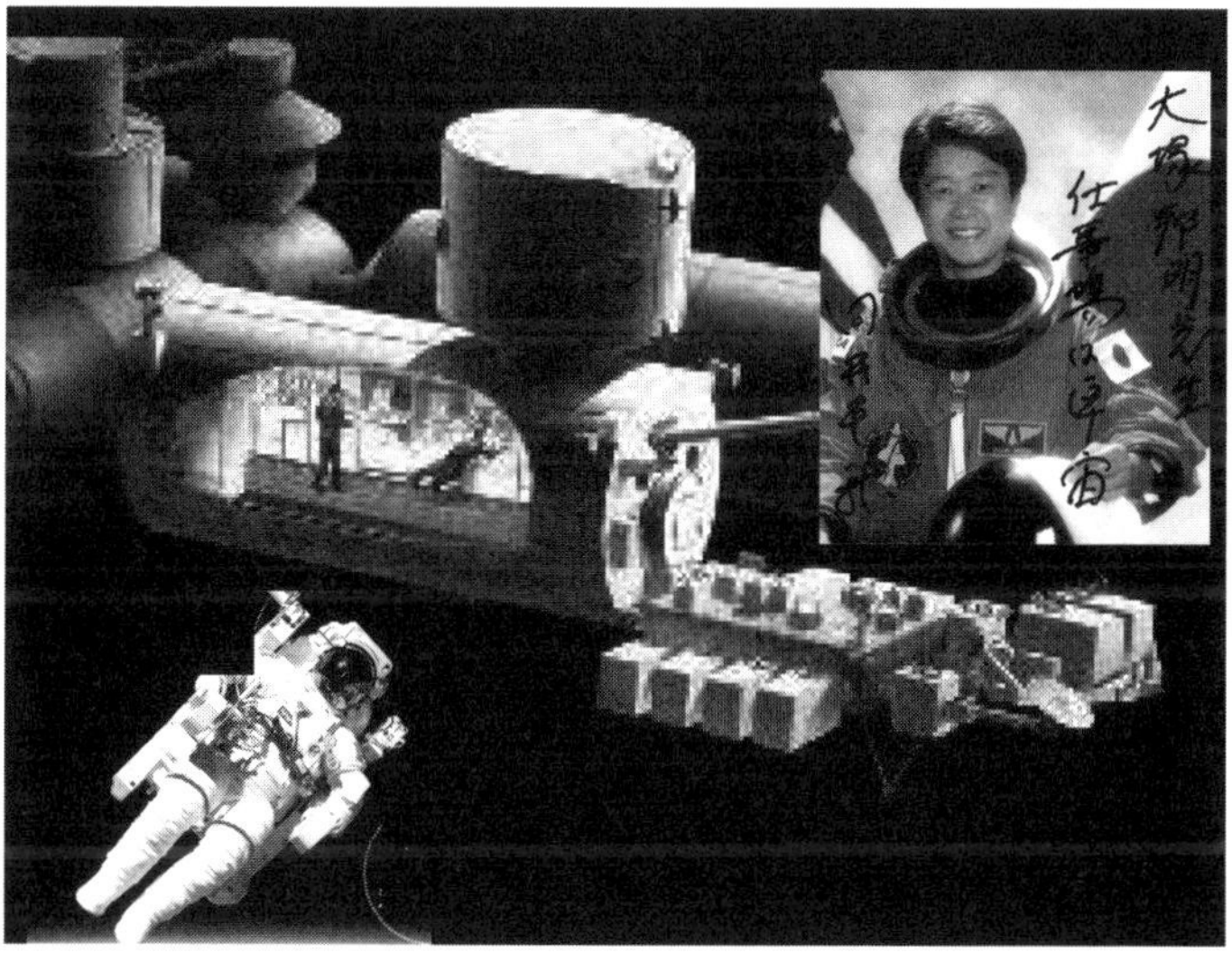

図20　国際宇宙ステーションでの生活

へのトータルな満足感や幸福感に配慮していくことが大切と思われます。

宇宙空間に住むときの健康

私たちはＪＡＸＡ（宇宙航空研究開発機構）の向井千秋さんをリーダーとして、宇宙空間に住む宇宙飛行士の生体リズムを調査しました（図20）。

国際宇宙ステーションに滞在すると、無重力に近い微小重力の環境で生活するため宇宙飛行士の健康にさまざまな弊害が現れてきます。

視力や聴力の低下、めまい、味覚の異常、腸の動きの悪化、さらに自律神経系や免疫力が低下、不眠症。血圧の変動が大きくなり、心臓や循環系の働きが弱まり、筋肉は衰《おとろ》え、筋力が低下する。骨からカルシウムが溶け出し、重度の骨粗しょう症になるので、地球に帰還したときは身体のバランスが保てず、自力歩行もおぼつかない――六カ月間も宇宙に滞在すると、若々しい宇宙飛行士に高齢者のような変化が現れてくるのです。

ステーションに移った最初の一カ月、宇宙飛行士の生体リズムは大きく乱れます。しかし三カ月、六カ月と滞在が長くなるとともにリズムが回復し、地球上で生活していたときよりもはるかに明瞭になり、**二四時間にきわめて近い見事なサーカディアンリズムが現れてきます**。その出現とともに睡眠の質が改善し、自律神経やホルモン、あるいは免疫系の働きも強く正確に働き始めたのです。

その理由は、ステーションでの規則正しい生活スタイルにありました。

明暗の環境条件が規則正しく設定され、決まった時間に起床し、昼間は十分すぎるほどの任務をこなし、規則正しく食事を摂り、そして決まった時刻に就寝する。この生活リズムが生体リズムを回復させ、むしろ以前よりもパワフルなリズムに改良されて働くことで、無重力の宇宙環境という過酷な環境に順応していったのです。

ヒマラヤと宇宙ステーションの教訓

生活リズムが乱れると、生体時計が狂ってきて病気になる。そのため、健康を維持し病気にならないためには規則正しい生活習慣が大切です。

それでは、乱れた生活リズムを直せば病気は治るのでしょうか。

先に、ヒマラヤの高所に暮らす人々のことを紹介しました。酸素が薄く、酸素飽和度は七五〜八五％。救急車で運ばれてくる瀕死の人が八五％くらいですから、高所環境に居住することがどれだけ過酷か、おわかりいただけると思います。

衛生環境はきわめて悪く、電気も十分に普及せず、夜は寒く、冬は極寒という環境で健康を維持することは困難だろう、動脈硬化が進み血圧も高く、脳卒中が多いだろうと予測しましたが、調査をして驚きました。

四四八名の住民調査で、メタボリック症候群はわずかに三％、収縮期血圧が140mmHg以上の高血圧は二八％で日本に比べて著しく少ない。空腹時の血糖値が110mg/dlを超える糖尿病の頻度もたった〇・〇一％、不整脈や心房細動をもっている人は、人もおらず、心筋梗塞や脳梗塞の発症はいずれも三％ときわめて少なかったのです。

彼らが先進国日本のどこに住む人々よりも圧倒的に健康なのは、自然とともに暮らすことで、きわめて明瞭な生体リズムを維持していることが理由と考えられます。

交通機関がないので昼間は十分に歩く。電気もあまりないので、夜は喧騒もない暗闇の中で眠る。心地よい昼間の疲労と深い夜の闇はメラトニンを豊富に分泌させ、きわめて質の高い深い眠りを誘います。正しい生体リズムを維持する原動力です。

彼らは大自然の利点をそのままに享受しながら、苛酷な自然環境にも世代を超えて適応し、高所特有の生体時計を身につけていました。

二〇一二年、米国ソーク研究所の羽鳥恵《はとりめぐみ》博士は、食事の時刻を決めて規則正しい食事をさせると、高脂肪食を与えてもメタボリック症候群にならないというマウスの実験を報告しました。

夜行性のマウスは通常、夜間に食事を摂りますが、高脂肪食を自由に摂取できる環境におくと昼夜の差なく食べ続けるようになります。その結果、時計遺伝子のリズムが乱れ、肥満や肝脂肪、メタボリック症候群、血管の炎症などの病気になってしまいます。

そこで夜の時間帯の八時間にかぎり、摂取できる環境に設定してみると、同カロリーの食事であるのに時計遺伝子にサーカディアンリズムが復活し、リズムの改善とともに多彩な病気から回復したのです。

ヒマラヤ住民の健康調査や、国際宇宙ステーションでの研究結果は大都会に生活する人々に貴重な示唆を与えています。すなわち、どんな環境で生きていても、工夫して努力すれば正しい生体リズムが維持できることを教えているからです（図21）。

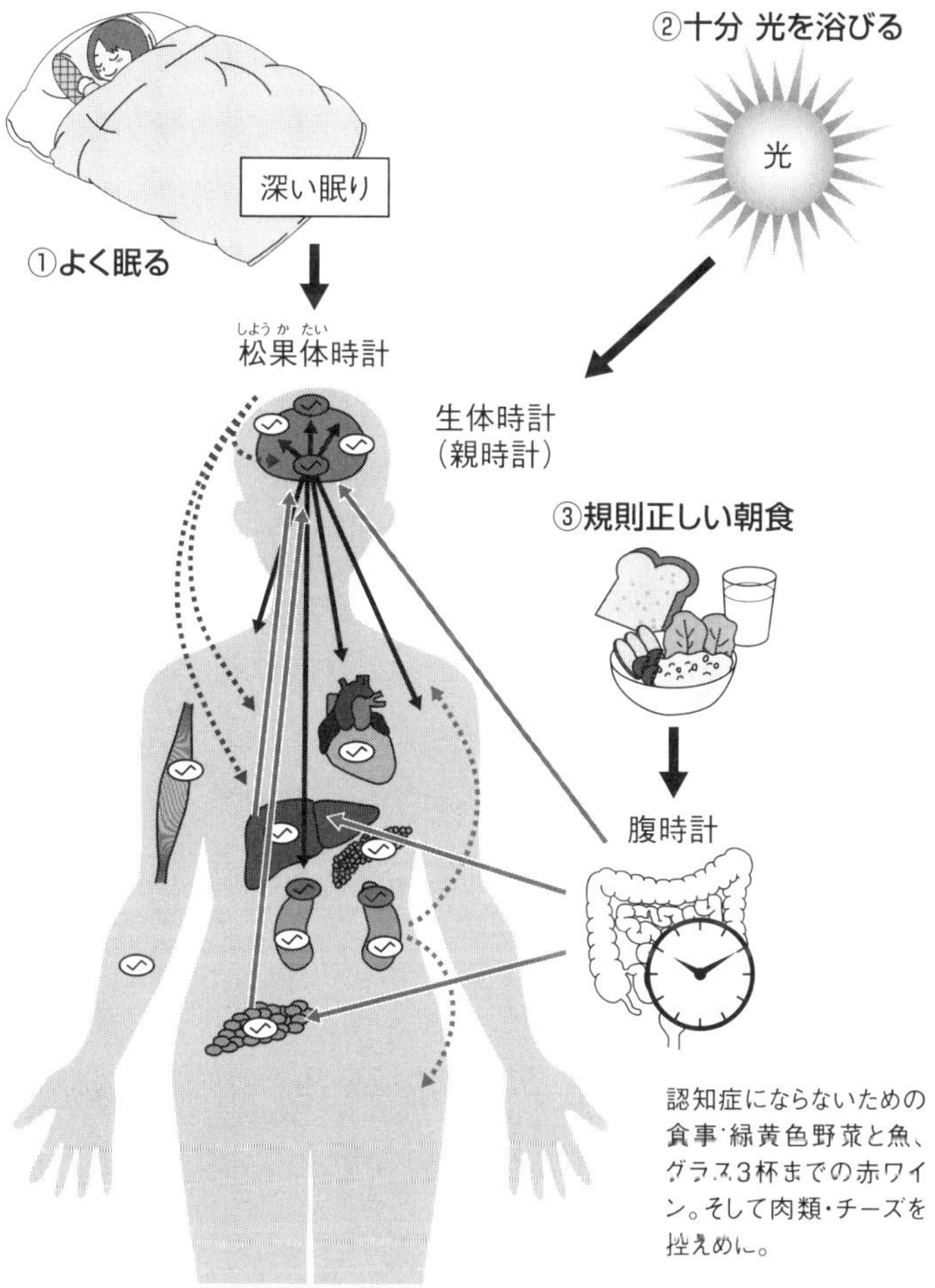

図21　認知症にならないための工夫

よく眠って松果体時計を賦活し、十分量のメラトニンを分泌させる。朝、十分に光を浴びて、親時計と子時計の働きを整える。規則正しく食事を摂って、腹時計の働きを活かす。そして認知症にならないための食事を十分に摂ることを心がけましょう。(Pevet P, Challet E. J Physiol. 2011; 105: 170-182)

ヒトをはじめとする生物は数十億年という年月を費やして自然環境に適応し、時間を味方につけ、生体時計という仕組みを生命の中に獲得してきました。**生体時計とは、健康を維持するための適応の所産**なのです。

しかし、文明と技術が進んだ現代社会は、人類が長い年月をかけて獲得したその所産を壊そうとしているようです。

国際宇宙ステーションでの宇宙飛行士のように、規則正しく起床し、食事を摂り、会話し、充実感をもって規則正しく働き、そして健やかに眠る。できればそうありたいものですが、不規則が当たり前の都会生活ではなかなか困難です。

先述しましたが、人によって必要な睡眠時間は異なり、一般には六〜八時間が必要とされますが、なかにはエジソンのように四〜五時間で十分という人も、アインシュタインのように一〇時間以上必要という人もいます。できれば一度、自分に必要な睡眠時間を確認してみてください。二週間以上連続して測ったその平均が、あなたに必要な睡眠時間です。

それがわかったら起床時刻を設定し、できれば六時から八時の間に起きるのがもっとも健康的です。季節とともに少しずつ起床時刻を変え、四季を味わうことも有効です。

そして必ず朝食を摂ることです。朝食に糖質は欠かせません。米、麦、とうもろこしなどには乱れた生体リズムを改善する効果が強い。牛乳やヨーグルトでタンパク質を追加し、ミネラル補給に野菜を少し食べれば十分です。

あとは仕事に前向きに精を出すことです。充実した一日にも、生体リズムの改善効果があるのですから。

第十章

健康セルフケアの町をつくる

今、日本は、超高齢社会を迎えようとしています。九〇歳以上の老人があふれる社会は、もうすぐそこまで来ています。そこでは、**病気とは治すものではなく、付き合っていくもの**と、諦めの境地に変わっていることでしょう。同時に医療団のスタッフもみな、老齢化し、医療施設はつねに満杯で、治療を受けたくても受けられないという状況になっているかもしれません。

この章では、自分たちで自分たちの健康を守ること、そのための社会システムをつくることの必要性を論じたいと思います。

隣は何をする人ぞ?

二〇一〇年の高齢社会白書によると、二〇〇八年時点で六五歳以上の老人がいる世帯の割合は四一・二%で、その中で単身世帯は、二二・〇%も占めていました。高齢者単身世帯の頻度は、一貫して増加し続けています。二〇三〇年には三七・七%にも達する勢いです。

老人の独居は、大都会でこそ問題です。田舎の町では、比較的町内会の互助の習慣が強く、隣近所の付き合いは頻繁です。たとえ離れた地域に住んでいる単身世帯であっても、民生委員の働きかけが充実していて効果的です。

一方、都会では、その状況は大きく異なります。個人情報の保護という大きな壁が立ちはだかり、単身世帯の高齢者は、得てして社会から孤立した状況が余儀なくされます。同じマンションに住んでいても、「隣は何をする人ぞ?」と思った経験は、読者のみなさんも少なくないにちがいありません。首都圏（東京、千葉、埼玉、神奈川）の超高齢化は今、急速に進んでいます。

二〇四〇年、超高齢社会に突入したとき、孤立した高齢者の健康をどのように守っていくか。

それを討議し、何らかの対策を講じていくことは、国や地域だけの任務ではなく、そこに住む私たちがともに考えなければならない大きな課題です。

「治す・救命する」から「支え・癒し合い・看取る」へ

七五歳以上を後期高齢者と呼びます。日本の人口が減少していくなかで、二〇二五年頃には団塊（ベビーブーム）の世代八〇〇万人が全員、七五歳（後期高齢者）になります。二〇四〇年には、その団塊の世帯が九〇歳になり、超高齢社会に入っていきます。日本の人口の四人に一人が高齢者で、そして五人に一人が後期高齢者となります。これまで若者が支えてきた社会構造は、もうそこにはありません。

これからの日本の医療は、どのように変わっていくのでしょう。

人は誰しも七五歳を迎えると、活力が落ち身体的にも不調を訴え始めます。九〇歳になると誰しももの忘れがひどくなり、認知症が増え、死亡者が急増する社会に変わっていきます。病気の候補者が増えすぎて、診療所や病院には限りがありますから、病室はいつも満杯で、たとえ病気になってもそう簡単に入院はできないという事態に直面します。

私たちは、これからどのように健康を守っていけばよいのでしょうか。

地域の健康管理のシステムそのものが、変わっていくことが求められます。超高齢社会における医療のあり方とは、病気を治し、救命するというキュアから、病気とともに生活し、支え、癒し合い、そして看取るというケアのかたちに変わっていくことです。

厚生労働省は、地域包括ケアシステムというスタイルの確立を推し進めています。

老人ホームに住んでいても、あるいはグループホームで生活していても、どのような生活を送っている人でも、三〇分以内に安全と安心と健康が確保できるような環境。多様なサービスが、二四時間三六五日利用できる環境。病院に依存せず、生まれ育った地で、あるいは住みなれた地域で、生活が継続できる町。

それを理想に、町づくりを進めています。日本の各地で、この地域包括ケアが一刻も早くつくりあげられることを願っています。

それとは独立に、私から提案です。火災に対して地域ごとに消防団があるように、自分たちで自分の健康を維持するための町づくりを始めませんか。自分たちでケアができるために、医療と介護のトレーニングを町ぐるみで行いませんか？　自助と互助の精神を基本にして、未病を早期発見するトレーニングを繰り返し、地域の健康セルフケア推進団をつくりませんか。

そのためにならば私は身を挺《てい》して指導にうかがいます。

この高齢化の波は、なかでも首都圏（東京、千葉、埼玉、神奈川）で、いっそう深刻です。二〇一〇年の国勢調査によれば、二〇三五年には、東京都の高齢化率は三〇％を超え、三人に一人が高齢者というきわめて高齢化が進んだ高齢社会になります。高齢の夫婦だけで生活を送る世帯や、一人暮らしの老人が増えてきます。大都市の実情に合った、地域包括ケアシステムと健康セルフケア推進団の構築が求められます。

自宅で療養したいという願望

「あなたはどこで終末期を迎えたいですか？」と尋ねると、どの調査でも五〇％くらいの人は、「自宅で」と答えます。しかし事実は大きく違っています。厚生労働省の人口動態調査では、二〇一〇年、総死亡数のうち在宅での看取りはわずか一二・六％でした。

私が子どもの頃は、身のまわりの人はみな、自宅で亡くなっていたように記憶しています。病院で亡くなるというのは例外的な出来事で、何か特別な病気だったんだなと町内の人から惜しまれていました。今は、だれもが病院で一生の終わりを迎える時代です。常日頃かかりつけ医にかかっていても、急変したら病院に運ばれる。病院は病気を治すところというよりも、死を迎えるところ。こんな暴言まで闊歩《かっぽ》しているのが、現在の医療の状況ではないでしょうか。どこかが間違っていると思います。

自宅で終末期を迎えたいと望んでも、在宅医療を受けている老人ですら、それができるのは五〇％程度にすぎません。

在宅医療を担当する医師が少ないからです。

厚生労働省は、二〇二五年までに在宅医療の専門医による二四時間の医療対応というシステムを構築したいと企図していますが、そのような理想像は夢のまた夢という現状です。

そこに住む人が中心となって、超高齢社会の医療のあり方を議論することが、今求められています。

アクティブ・エイジングと健康セルフケアの社会

北海道U町と高知県T町。この町では町長が率先して、町民の健康増進を推進してきました。

町長のかけ声のもと住民は、保健、福祉、医療と互いに連携し、元気でいきいきと自分らしい自立した生活を送るための健康町づくりを目指してきました。町をあげてのこの取り組みは、次々に新しい成果をあげました。

老人会の活躍に触発され、町の人々が立ち上がりました。健康と長寿への意欲こそ最大の理由だったと思います。そこには、人々と社会福祉協議会などとの間に密な連携があり、地域の健康を担っている地域医療の医師の熱情と厚い支援がありました。その協同と相互の連携がスムーズに効率よく作動したからこそ、これほどに画期的な成功が得られたのだと思います。

そこには二〇四〇年以降の、地域医療の理想の姿が凝縮されています。人々は、自分たちの健康と病気を自分の目で見守ろうとしました。住民同士で支え合い、一人ではないいろいろな目で、それを見守ってきました。次々と優れた成果があがるたびに、人々は健康セルフケアの威力を実感し、町ぐるみ、地域ぐるみの支え合いを強化していきました。人々が情熱を持って、積極的に健康の町づくりに取り組んだことにこそ、その極意があったと思います。

長寿伝説の桃源郷、高知県T町は、くしくも私のふる里、伊予三島のすぐ隣町でした。追い求めてきた青い鳥は、私のすぐそばにいたのです。高知県T町。高齢者の生きがい対策、世代間交流、地域づくり活動への取り組みなど、すべてが成功し順調な成果をあげてきました。

北海道U町や高知県T町はすでに高齢化率が三〇%を超え、超高齢社会がもうそこまで迫っています。厚生統計協会からの報告によると、二〇二五年の高齢化率はそれぞれ四六%、五六%に達し、七五歳以上の高齢化率も、三〇%、三九%に達すると推測されています。三人に一人が後期高齢者というきわめて高齢化が進んだ超高齢社会で、さあ、どのように健康を守っていけばよいのでしょう?

そのような社会では、**若者に頼ることなく自分たちで自分の健康を維持し、長寿を目指すこと。**答えはこれ一つです。

地域で共同体をかたちづくり、日頃から健康維持のための術《すべ》を学ぶトレーニングを繰り返し、自分たちで未病を早期にみいだし、病気にならないよう心がけていくしかないのです。私は、高知県T町のような超高齢社会のユートピアが、日本の各所で築き上げられることを願っています。

高齢化率四〇%の高知県T町では、健康と長寿のためのキーワード〈高血圧、キャビ〈CAVI〉、生体時計、不眠、抑うつ気分、笑い、趣味をもつこと、歩く速さ、背中が柔らかいことなど〉が、すでに抽出されています。そして「とんからりんの家」というボランティア団体ご購入、誠にありがとうございます。
ご感想、ご意見をお聞かせ下さい。

① この本の書名

② この本をお求めになった書店

③ この本をお知りになったきっかけ

④ ご感想をどうぞ

＊お客様のお声は、新聞、雑誌広告、HPで匿名にて掲載させていただくことがございます。ご了承ください。

⑤ ミシマ社への一言

恐れ入ります
切手を
お貼り下さい

ミシマ 152-0035

東京都目黒区自由が丘
2-6-13
株式会社ミシマ社
編集部行

フリガナ

お名前　　　　　　　　　　　　男性・女性　　　歳

〒

ご住所

（　　　　）

お仕事・学校名

メルマガ登録ご希望の方は是非お書き下さい。

E-mail

※携帯のアドレスは登録できません。ご了承下さいませ。

★ご記入いただいた個人情報は、今後の出版企画の参考として以外は利用致しません。

が、運動教室・栄養教室としてすでに立ち上がっています。

住民のみなさんは二〇〇四年以降、私たち医師団が実施してきた長寿健康診断を受診してきました。医師団が主導で、これまで行ってきた検診を、見よう見まねでおおよそ覚えてしまったのではないでしょうか。もう自分たちでできると、ある程度自信をもっているのではないでしょうか？　自分で未病を早期に発見するという心意気をもって、日頃からその鍛錬を繰り返しておく。これからは医師団に代わって、自分たちで自分たちの健康度をチェックしてはどうでしょう？　そうすればいっそう洗練されたユートピアになることでしょう。

地域に沿った総合的機能評価の、メニューを作成するのが医師団の務めです。**高齢者特定健診**は必ず受けてください。あとはみなさんが、自分たちで自分たちの健康度をチェックする。それを総合して健康度をスクリーニングする。そのようなモデル地域を構築したいものだと願っています。

『ガリバー旅行記』の教訓

第二章でふれたスウィフトの『ガリバー旅行記』には、高齢化社会への強烈な風刺が盛り込まれています。

イギリスに戻る途中、ガリバーは島国のラグナグ王国に立ち寄り、不死の人間（ストラルドブラグ人）に出会います。「不死であったら、どんなに輝かしい人生だろう」とこころときめかせていたものの、不死であっても「不老」ではないストラルドブラグ人の姿は悲惨なものでした。

二〇〇歳を超えた老人は、死ぬことができない前途を悲観し、不機嫌で愚痴っぽく、頑固で気むずかしく、歯も欠け頭髪も抜け、忘れっぽく、味わうこともできずただ飲み食いしていた。国中の人々から疎まれ軽蔑され、世間から厄介者扱いされていた。

もう一つは、ガリバーが最後に訪れた理性いっぱいの島スウィヌム国で、人々は理性ある生活を送っていた。おかげで健康で病を知らず、やがて老衰し安穏な死を迎えていた。彼らの多くは七五歳くらいまで生き、衰弱を自覚するようになると自ら知人に別れを告げて遠いところへ旅立っていきます。

人は死なないから幸せなのではなく、理性のある生活が健康と幸福な死をもたらす、むしろ死とは人に与えられたある種の救済なのではないか。スウィフトはそう考えてこの物語を著したのだと思います。

健康寿命という言葉は、認知症や寝たきりにならず、介護を必要とせずに**「自立して長寿をまっとうすることができる寿命」**を表します。不死への願望ではなく、むしろ不老（すなわち健康で長生きすること）への思いがこめられた医学用語です。

二〇一〇年の日本人の健康寿命は男性が七〇・四歳、女性が七三・六歳ですが、百寿者が何万人になろうと、そのほとんどが要介護状態といわれます。

ＷＨＯ（世界保健機関）が提唱したアクティブ・エイジング（先述）とは、健康だけではなく、活動的であることの大切さを呼びかけるものです。社会的、経済的、文化的、精神的、市民的なイベントに継続して参加すること。そして家族、仲間、地域社会、国に積極的に貢献し続けることを総称して「アクティブ」としました。

しかし現実として、この国に迫りつつある超高齢化社会はスウィフトが描いたラグナグ王国のようなものかもしれません。

病院に人があふれ、入院するベッドはなく、町には診療を求めてさまよい歩く、ストラルドブラグ人のような不死の人間があふれる……そういう時代になって自分の健康を守ってくれるのは、やはり政治でも医療システムでもないように思うのです。

健康セルフケアの町づくり

ヒマラヤ住民の健康調査や、国際宇宙ステーションでの研究結果は、大都会に生活する人々に勇気を与えてくれます。どこに生活していても、工夫し努力すれば正しい生体リズムが維持できることを教えています。

高知県T町では、住民の方々は、積極的に自分たちで自分の健康を守る取り組みとして運動教室や、若い頃を思い起こし友人と語らうという、もの忘れ防止のための教室を立ち上げました。老人クラブが活発になり、地域ごとに互いに連絡をとるネットワークがつくられ、自助と互助の健康システムへの取り組みが始まりました。

私たち医師団は、地元の保健師さんたちとともに生活習慣病の改善指導を行ってきました。フィールド医学検診での調査結果をまとめて地域の医師に紹介し、こまやかな疾病対策が始まりました。今、いずれの側面でも有機的に発展しています。

検診開始の一年後から、検診に参加した人々の肥満度、血圧、血糖値、中性脂肪などはめざましく改善しました。もの忘れの有無を調べる検査項目でも、本来なら八〇歳を過ぎたら年々低下していくはずが、きちんと維持されていて、中には良くなる人までいたのには、さまざまな地域交流が深まったことがその背景にあります。

U町でもT町でも、町長が率先して町民の健康増進を推進してきました。そのかけ声のもと、住民は、保健、福祉、医療とお互いに連携し、自立した生活を送るための町づくりを目指してきました。次々とあがる成果は、町長の指導力と保健センターのスタッフの情熱、何より住民の並々ならぬ労苦の結晶なのです。

超高齢社会になったとき、住民の多くの人々が「アクティブ・エイジング」を得るためには、健康セルフケアの取り組みが必要になってきます。

高齢者への睡眠教室

脳とこころと身体の健康を維持するには、十分な睡眠こそ必要です。深い眠りは、正しい生体リズムを導いてくれます。そこで以下に、私が想定している高齢者への睡眠教室を、四時限授業というたとえで、その一例を、紹介したいと思います。

【一時限目・生活リズム指導】

昼間はパッチリ目が覚めていること、夕方から就寝前にかけての居眠りがなくなること、この二つが課題。昼食後の午後一〜二時に二〇分間の午睡、午後四〜五時に二〇分間の軽い運動、これを週二回、二カ月繰り返す。

【二時限目・講話】

高齢者の睡眠について、ここで述べたような話をする。自分で自分の睡眠についてよく理解してもらうのが目的。

【三時限目・問題へのアプローチ】

医師を交えて自分の睡眠習慣の良い点、悪い点を自由に話し合い、不眠に関する問題点を抽出し、修正目標を決めるグループワーク。

【四時限目・解決へのアプローチ】

一日の活動と休息のリズムをアクティブトレーサー（活動量記録計）で記録し、自分の生活リズムに乱れがないかを調べる。乱れがあれば修正する方法を自分で考え、編み出していく。

超高齢社会が目前に迫り、患者として病院へ押し寄せるという一方通行の関係ではない、医療者と住民が一緒になって健康を守るようなシステムが重要になってきます。

私は、睡眠教育だけでなく、もの忘れ対策や栄養指導、医療の基礎学習など、その地域（フィールド）に見合った自助と互助のシステムを築く必要があると考えています。

老人の独居は大都会でこそ問題です。田舎では比較的近所の互助習慣が残っていて、離れた地域に住んでいる単身世帯にも民生委員の働きかけが充実していますが、都会ではまったく状況が異なります。個人情報の保護という壁が立ちはだかり、単身世帯の高齢者は、得てして社会から孤立しています。市町村の実情に応じた健康セルフケアの構築が求められます。

グローカルな医療の提唱

患者さんの訴える症状から背景疾患を診立て、その原因を探索し、病態の広がりをみきわめて徹底的に治療する。これが現在の医療のシナリオで、エビデンスに基づく医療（EBM）です。

しかし、老人は同じ病気であっても多くの病気を合併してもっているため、当然ながら、同じ治療でも効果が異なります。疾患の原因や病態は患者によって千差万別ですから、EBMを高齢者診療に適用するにも限界があるのです。

私は、ここまで述べてきたような**フィールド医学**と**時間医学**が、それを補うのではないかと考えています。CGA（高齢者総合機能評価）と、時計遺伝子から得られる情報に基づいて治療効果の個人差を予測することで、その人にもっとも見合った治療を模索していく。それが高齢者診療の理想ではないかと思うのです。

Think globally, act locally（地球規模で考え、地域で行動する）という有名な言葉があります。これを医療にあてはめると、たとえば、ほんとうに適切な高血圧診療には、WHOが定める高血圧治療ガイドラインよりも、生活習慣・社会的背景・自然環境がその人にどのように影響しているかを的確に評価するフィールド医学が重要になります。

疾病《しっぺい》の要因は生活の中にあり、「地域に見合った診断と治療のあり方」、すなわち**Glocal Comprehensive Assessment（GCA）**です。

Glocalはglobal（地球規模）とlocal（地域特有）を合わせた造語で、現在、さまざまな分野で掲げられていますが、ITの急速な進歩による自然な成り行きであり、理想の学問体系といえるように思います。

私はこれまで多くの地域でフィールド医学調査を行ってきましたが、先述した高所ラダックの他、北海道U町、高知県T町では、非常に密度の濃い調査が実施でき、得るものがたくさんありました。

三つの町では、老人の動脈硬化を促進する要因が微妙に異なっていました。U町では「男性・収縮期血圧・認知機能」、T町では「高齢・収縮期血圧・呼吸数」が、ヒマラヤでは「女性・時間予測・拡張期血圧・日常の歩行速度」が原因として抽出されています。

つまり、動脈硬化一つとっても、地域の特性に見合った診療が必要なことを示しています。その特性には、気候条件の他に、そこに住む人たちの生活時間や食生活など生活習慣全般も関わっています。地域差を考慮しない東京発の「健康情報」が万能ではないということは、知っておいていただきたいことです。ある地方では特効薬のような方策が、別の地方ではそうでもないということは十分に考えられます。

医療のグローカリゼーションには、地域だけではなく時間軸への展開が重要です。そこには時間生物学の考え方が欠かせません。

時計機構と代謝のプロセスは、つねにクロストーク（相互協調作用）していますから、時計遺伝子に異常があると生体リズムが乱れ、肥満や高血圧、糖尿病が発症し、抑うつ気分が現れ、あるいはがんにもなってしまう。時を刻む仕組みは老化と寿命との関わりまでも論じられています。

空間とともに時間に視点をおいたグローカルな医療は、超高齢社会を迎える日本に求められています。

おわりに

「時間」に注目して超高齢社会の健康のあり方を考えてきました。

一九六九年は、私にとって忘れることのできない年です。九州大学の医学部に入学し、教養課程の二年間を終え、三年目を迎えていました。宿願の医学がやっと勉強できると、こころをときめかしていた私は、大きな衝撃を受けました。学生運動が勃発したのです。以来、学生大会という名の多数決の暴力で、医学の授業はボイコットされました。

それは延々と続きました。

医学を勉強するために大学に入ったのに、それができない。

そのとき私の苦悩を癒してくれたのが、多くの哲人の書でした。なかでも西田幾多郎《にしだきたろう》の哲理が、その私を救ってくれました。『善の研究』です。

「客観世界は自己の反影といひ得る様に、自己は客観世界の反影である。我が見る世界を離れて我はない。天地同根万物一体である。印度の古賢は之を『それは汝である』といひ、パウロは『もはや余《よ》生けるにあらず、基督余に在りて生けるなり』といひ、孔子は『心の欲すましたる所に従って矩《のり》を踰《こ》えず』といはれたのである」

私は、大自然こそ神であり、その摂理に従って人は活きているという教えを、抵抗なく受容しました。それはまるで神の啓示であるかのごとく、忍び寄ってきて、私の心にすみつきました。

万物は一体である。学生のときに感興したこの西田幾多郎の哲理は、今も、私の心の奥深くに鏤骨《るこつ》されています。困苦と失望を審念するとき、それはことあるごとに現れ出《いで》て医鬱《いうつ》し、保養してくれました。それが本書の源です。

分子生物学が急速に進歩し、生体リズムの全貌が解明されたことから、私の人間論は、西田の宇宙論よりも、もう少し時間に重点をおいた視点で、生老病死を読み解いています。

「人は過去から生まれてくる。そして未来へと帰っていく」

「生まれ出るとは、大宇宙の混沌《カオス》の世界から、生命《いのち》というリズミカルに変動する仕組みに形を変えて、しばしここに遊ぶことであり、死するとは、務めを終えたいのちが再び混沌の時空に戻っていくことである。生も死も宇宙の秩序の一片にすぎない」

これが生命の姿なのだろうと思っています。

さて、時計遺伝子の知識を医学に応用することで、健康とは何かを論じ、未病の早期発見と対策を追い求めてきたのが、ミネソタ大学のハルバーグでした。私の時間生物学の師匠であり、時間医学をともに開拓した盟友でもあります。ハルバーグとともに世界の数多くの地を訪れ、時間の視点からみる医療の必要性を説いて回りました。生命の意味を議論するとき、ハルバーグの話はいつも常識を超えて斬新で、激しく、そして魅力的でした。世界の科学者はその説法に魅了され、ハルバーグとともに夜明けまで、杯を交わしつつ熱い議論を繰り返しました。

時間生命倫理学（クロノバイオエティクス）という、新しい科学の開拓に砕身している最中、ハルバーグは二〇一三年六月九日、自宅で静かに九三歳一一カ月の一生を終えました。

スロヴァキアでの遊説にご一緒したときのことです。いつも激しく議論し、不動明王のように厳しい顔つきで過ごすのがつねのハルバーグが、温和な表情でくつろいでいます。どうしたのかなと思い近づいてみると、どこからか「ツィゴイネルワイゼン」のあの憂いのあるヴァイオリン曲が流れていました。「あなたはこの曲が好きですか？」と尋ねると、「ええ、大好きです。ハンガリーの生まれですから」。講演旅行のときにはめったにない光景でした。あのときの柔和な顔が、今もまぶたに浮かんできます。

ハルバーグは、一九一九年七月五日、ハンガリー王国（一八六七〜一九二〇）のトランシルヴァニア（Transylvania）地方に生を得ました。森や牧草地が広がるのどかな風景に癒される美しい町ですが、戦乱に踏みにじられた歴史をもつ町で、今は、世界文化遺産に登録されています。トランシルヴァニアはラテン語のトランス（trans）とシルヴァ（sylva）に由来しています。「トランス」は「～の向こう、彼方」、「シルヴァ」は「森」を意味する言葉です。世界中の医学者が寄り合って、予知しようとしても予測できない急死。急死にもリズムがあり一・三年で繰り返す。それを発見したハルバーグは、そのリズムをトランスイヤーリズムと名付けましたが、その命名の由来が、生誕の地にあるのだろうと私は想っています。

人には多重のリズムが宿っている。いずれのリズムも宇宙大自然のリズムをコピーしたものだと考え、時間宇宙生物学（クロノアストロバイオロジー、chronoastrobiology）という学問分野を確立した医学者でした。二四時間のリズムはもとより、潮の満ち干の一二時間のリズム、眠りの九〇分のリズム、三日坊主の三・五日のリズム、女性にみられる性周期の三〇日のリズム、四季を表す一年のリズム、太陽活動を表す一〇・五年のリズム等々、トランスイヤーリズムを含めて多重のリズムが命の中に宿っています。

医学者として名を成したハルバーグですが、ハルバーグは幼少時より詩歌の才能に優れ、詩人になりたいと願っていました。しかし、国際弁護士として名声の高かった父親は、詩人への道を思いとどまらせ、医学の道に進むように勧めました。ハルバーグはひそかにそれに反発したのでしょう。詩歌への道は諦めたものの数理科学を専攻し、一九三六年（一八歳）、クルジュ（Cluj）大学に入学しました。やがて科学をもっと総合的な視点から学びたいとの強い思いにかられるようになり、自ずと医学に魅かれていったようです。

翌年、ハンガリー王立フランツ・ジョセフ大学に入学し、医学博士を取得します。しかし、第二次世界大戦の非業を身をもって経験したハルバーグは、一九四六年、失意のなかでオーストリアのチロルに移住します。悲嘆に暮れインスブルック大学で解剖学を研究していたとき、幸運にも、大戦後の指導教官として訪れていた米国の研究者の目にとまりました。それが縁で一九四八年にハーバード大学へ、そして翌年、ミネソタ大学に移り、そこで生涯の伴侶となるエルナ夫人と巡り会います。以来、その活躍は目覚ましく、一九五九年には、サーカディアン（circadian）という言葉をつくり、二〇〇五年にはクロノミクスの概念を提唱し、時間生命倫理学（クロノバイオエティクス、chronobioethics）という学問分野を求めていきました。私は、一九八七年、幸運にもハルバーグに巡り会い、以来、二六年間、研究をともにしてきました。

多くの国をさまよい、多難の苦渋をなめてきたハルバーグ。その艱苦《かんく》の報償とでもいえるのでしょうか。ハルバーグは、数多くの外国語を話すことができました。詩歌を愛した青年期の勉学は、医学者としてのハルバーグに大きく花を添えました。ハルバーグの論文はいつ

ェアという壮大な哲理に忘我した二六年間でした。その不思議な因縁をうれしく思います。

も詩歌のように美しく、世界中の研究者を魅了しました。そしてこの書に紹介したクロノスフェアという哲理も、彼の一生をそのまま映し出しているように思います。

著者がハルバーグと巡り会った一九八七年は、彼の最盛期でした。彼のもとに集った世界の研究者とともに、眠ることを忘れて議論に耽《ふけ》り、熱い日々を重ねました。時間医学という分野を彼とともに確立することができたことを誇りに思います。ともに開拓したクロノスフェアという壮大な哲理に忘我した二六年間でした。その不思議な因縁をうれしく思います。

二〇〇八年から二〇〇九年にかけて太陽黒点が消え、小氷河期の到来かと危惧されました。一ヵ月も黒点が現れなかったのは一九一三年以来のことで、一〇〇年ぶりのことです。太陽には、地球と同様にN極とS極がありますが、二〇一三年、太陽活動に異変が現れました。太陽磁場が四極化し始めたのです。そのようななか、二〇一三年四月、太陽活動は活発化し始め、二〇一三年五月一三日から一四日の二日間、最大クラスのフレアが頻発しました。太陽嵐です。この太陽の異変に魅入られたかのように、ハルバーグの血圧は四月二〇日から上昇し続け、昼夜の変動が急激に増大していきました。そしてあたかも太陽黒点数が二〇〇を超えた五月一六日を契機としたかのように、五月一八日に脳梗塞を発症し、六月九日、自宅で静かに九三歳一一ヵ月の一生を終えました。時間宇宙生物学に翻弄された一生でした。

老・病・死は、自然の意思であり、形而上学的な宿命です。私は医師として、人は誰しも、老いとともに人生を諦念《ていねん》し、こころに余裕が現れ、自然のうちに死を迎え入れることができるようになるのだろうと思っています。ハルバーグのようにそれを苦とすることなく受け入れ、従容《しょうよう》として大自然の故郷に帰神したいものです。
これまでいただいた多くの指導と厚情に感謝しつつ、此処に筆を擱《お》きます。

二〇一三年、梅雨の雨脚に紫陽花が映える日、本郷弥生にて

著者

参考文献

大塚邦明『時間医学とヤヌス医学』メディカルレビュー、一九九八年
大塚邦明『病気にならないための時間医学～〈生体時計の神秘〉を科学する～』ミシマ社、二〇〇七年
松林公蔵編『長寿伝説の里』高知新聞社、一九九二年
小澤利男『老年医学の道を歩んで』ライフサイエンス、一九九七年
安田喜憲『気候変動の文明史』NTT出版、二〇〇四年
ジョーン・ヴァーニカス著、白崎修一訳、向井千秋／日本宇宙フォーラム監修『宇宙飛行士は早く老ける?』朝日新聞社、二〇〇六年
秋岡眞樹編『太陽からの光と風』技術評論社、二〇〇八年
上出洋介『太陽と地球のふしぎな関係―絶対君主と無力なしもべ―』講談社、二〇一一年
奥宮清人／稲村哲也編『続・生老病死のエコロジー』昭和堂、二〇一三年
大塚邦明『時間内科学』中山書店、二〇一三年

装幀　クラフト・エヴィング商會
［吉田篤弘・吉田浩美］

大塚邦明（おおつか・くにあき）

東京女子医科大学名誉教授

1948年、愛媛県伊予三島市生まれ。九州大学医学部卒業。九州大学温泉治療学研究所助手、高知医科大学老年病学教室助手を経て、1998年より、東京女子医科大学東医療センター内科教授、2008年より、東京女子医科大学東医療センター病院長。2013年3月に定年にて退任。2013年4月より、東京女子医科大学名誉教授。時間医学老年総合内科（寄附臨床研究部門）を主催。医学博士。時間医学・老年医学が専門。時間医学とフィールド医学の融合を求めている。日本循環器学会認定循環器専門医。日本老年医学会指導医。日本高血圧学会指導医。日本自律神経学会常任理事。米国ミネソタ大学 Halberg Chronobiology Center の名誉研究員。
著作に『病気にならないための時間医学―〈生体時計の神秘〉を科学する』（ミシマ社）、『100歳を可能にする時間医学―老化と寿命の謎を解く』（NTT出版）、『体内時計の謎に迫る～体をまもる生体のリズム～』（技術評論社）、『「時計遺伝子」の力をもっと活かす！がん、うつ、メタボも防ぐ、体内の「見張り番」』（小学館101新書）、『時間内科学』（中山書店）など。

健《すこ》やかに老いるための時間老年学

二〇一四年四月二十六日　初版第一刷発行

著者　大塚邦明

発行者　三島邦弘

発行所　㈱ミシマ社
郵便番号一五二-〇〇三五
東京都目黒区自由が丘二-六-一三
電話　〇三(三七二四)五六一六
FAX　〇三(三七二四)五六一八
e-mail hatena@mishimasha.com
URL http://www.mishimasha.com/
振替　〇〇一六〇-一-三七二九七六

印刷・製本　(株)シナノ

組版　(有)エヴリ・シンク

"Chronogerontology & Fountain of Youth"

ISBN978-4-903908-52-6

好評既刊

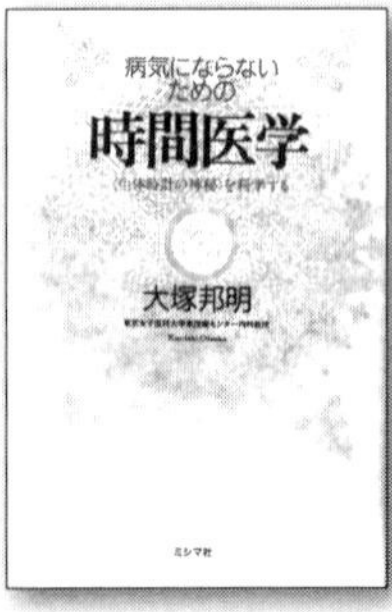

病気にならないための時間医学

～〈生体時計の神秘〉を科学する～

大塚邦明

すべての生物には時計がある——。

ヒトの体内時計は二五時間——。

生活習慣病や癌、骨粗しょう症などの発症を予知し予防しているのも、「生体時計」——。

「時間医学」(「時間の流れを考慮した医学」)の第一人者が、「時間とからだ」の関係、生命の神秘について、医者としての使命感と研究の情熱・感動をこめて書き綴る。

病気にならないための智恵がつまった、目からウロコの医学読み物。

ISBN978-4-903908-03-8
2200円

(価格税別)